U0303656

作者简介

尼尔·曼森（Neil C. Manson），哲学博士，英国兰开斯特大学（Lancaster University）哲学与公共政策学院高级讲师，常年从事"同意"问题研究，在《生命伦理》（*Bioethics*）、《医学伦理杂志》（*Journal of Medical Ethics*）、《医学与哲学杂志》（*Journal of Medicine and Philosophy*）等专业学术期刊发表论文数十篇。

奥诺拉·奥尼尔（Onora O'Neill），英国剑桥大学荣休教授，曾经担任剑桥大学组纳姆学院（Newnham College Cambridge）院长、英国哲学学会（British Philosophical Association）主席、英国纳菲尔德生命伦理学理事会（Nuffield Council on Bioethics）主席、英国人类遗传学咨询委员会（Human Genetics Advisory Commission）执行主席、英国国家学术院（British Academy）主席，以及英国平等与人权委员会（Equality and Human Rights Commission）主席等职务，被誉为当今世界最杰出的康德哲学继承者。著有《生命伦理中的自主与信任》（*Autonomy and Trust in Bioethics*）、《建构权威：康德哲学中的理性、政治与阐释》（*Constructing Authorities: Reason, Politics, and Interpretation in Kant's Philosophy*）等十余部作品。

译者简介

胡位钧，法学博士，公共管理学博士后，《世界卫生组织公报》（*Bulletin of the World Health Organization*）审稿人。近期的研究成果发表于美国哥伦比亚大学法学院主办的学术期刊《哥伦比亚亚洲法杂志》（*Columbia Journal of Asian Law*）以及哈佛大学法学院主办的学术期刊《哈佛调解法学评论》（*Harvard Negotiation Law Review*），并已出版《信任与统治》（*Trust and Rule*）等学术译著六部。

生命伦理与法律译丛

重新思考
生命伦理中的知情同意

〔英〕 尼尔·曼森
奥诺拉·奥尼尔 著

胡位钧 译

商务印书馆
The Commercial Press
创于1897

CAMBRIDGE

译者序

1908年1月，玛丽·施伦多夫因胃部不适前往纽约医院协会就医，驻院内科医生在病人体内发现纤维肿瘤，巡院外科医生参与会诊并建议实施手术。在法庭上，原告声称曾向医生表示：她愿意接受麻醉检查以进一步确定病情，但"绝不做手术"。然而，医生在实施麻醉检查的过程中切除了她的肿瘤。手术的意外后果是病人左臂坏疽，并因此导致数根手指截除。施伦多夫诉称两位医生在既未告知其手术风险，又未征得其同意的情况下实施手术，要求医院承担相应的侵权责任。这起诉讼一审败诉，后上诉至纽约州上诉法院，主审法官是本杰明·卡多佐（Benjamin N. Cardozo），时间是1914年4月14日。

庭审聚焦于以下核心问题，即医院是否应当为其医护人员的医疗过错承担责任？卡多佐认为该问题涉及两个要点：一是被告医院的性质。纽约医院协会是非营利性慈善医疗机构：医护人员不领取薪资，病人不承担医疗费；即便是住院期间的膳食开支，力所能及的病人仅象征性地每周交纳7美元，而力所不及的病人则完全免费。卡多佐认为，在患者与慈善性医疗机构之间存在着默示弃权：接受慈善性救助等同于放弃了追索医疗过失责任的权利，被告医院因此免于承担医疗过失责任。二是被告医院与当事医生的关系。卡多佐认为，作为慈善性医疗机构，被告医院只是为医生的诊疗活动提供了便利，由于并非雇用医生开展诊疗活动，因而两位当事医生应当被视为独立合同当事人而非医院的雇员：后者遵循医院指令、完成医院的任务和目标，而前者依据自己的专业知识和经验独立地开展诊疗活动。由于被告医院既不指派也不干预医生的诊疗活动，因而此案中的医疗过失责任理应由当事医生承担。

如果判决仅止于此，"施伦多夫诉纽约医院协会"案[①]不过是立足于1876年"麦克唐纳诉麻省总医院"案[②]的主张，从"默示弃权"和"雇主责任"两个方面对慈善性医疗机构的免责原则进行了扩大解释。尽管卡多佐的这一解释一度被称为"施伦多夫规则"，但它被1957年"宾诉图尼格"案[③]的判决推翻，后者确立了医院应当为医生的医疗过失承担雇主责任的原则。在施伦多夫案中，卡多佐的重大贡献不在于如何确定过

[①]　*Schloendorff v. Society of New York Hospital*, 211 N.Y. 125, 105 N.E. 92 (1914). 1914.

[②]　*James Mcdonald v. Massachusetts General Hospital*, 120 Mass. 432, 1876 WL 10813, 21 Am.Rep. 529 (1876). 1876.

[③]　Isabel Bing, Appellant, et al., *Plaintiff v. Louis A. Thunig, Defendant, and St. John's Episcopal Hospital, Respondent*, 2 N.Y. 2d 656, 163 N.Y.S. 2d 3, 143 N.E. 2d 3 (1957). 1957.

失侵权，而在于将未经患者同意的手术界定为故意侵害。他在判决书中写道："每个心智健全的成年人都有决定自己身体的权利。外科医生未经病人同意开展手术，这一行为构成了对病人身体的侵犯，故而应当对由此所造成的伤害承担法律责任。"这一论断再次确立了患者的同意权，并为后世从信息公开到隐私保护等一系列患者的权利奠定了法理和先例基础。

在此之前，欧洲一些国家的法院也曾经对患者的同意权有所论述。卡多佐的判决之所以影响巨大，原因之一在于第二次世界大战之后人类对于滥行人体实验的反思。1946年，纽伦堡军事法庭对23名主持人体实验的纳粹医生提起公诉，而诉讼中的最大难题是：被告辩称，他们所开展的人体实验与世界其他地区的类似实验并无本质区别。实际上，就在纽伦堡审判尚在进行时，美国公共卫生局在亚拉巴马州的塔斯基吉所开展的梅毒实验仍未停息：在1932年至1972年的40年里，美国427名非洲裔男性梅毒患者在未被如实告知病情、197名非洲裔健康男性在未被如实告知实验性质的情况下参与了人体梅毒实验；即便在1943年青霉素已被证实能够有效医治梅毒之后，实验人员仍然采用疗效甚微、令患者极度痛苦的治疗手段，而他们此举只是为了观察梅毒的持续发病过程，以便向美国的医学团体和学术期刊提供研究数据。[①]此外，也就在参与纽伦堡检方工作的美国医生向美国

---

① Reverby SM. Examining Tuskegee: *The Infamous Syphilis Study and Its Legacy*: The University of North Carolina Press, 2009.

战争罪行法律顾问委员会提交事后被称为《纽伦堡守则》的
医学实验六项原则时，美国公共卫生局正在南美洲的危地马
拉开展另一项人体梅毒实验：在1946年至1948年间，大约
五千五百名危地马拉人——包括超过一千名儿童、五百名精
神病患者和六百名士兵——在毫不知情的情况下被直接注射
或是人为感染了梅毒、淋病等病毒，以此检测青霉素等药物
的治疗效果。①②③

　　诸如此类的医学实验及其所造成的灾难发人深省，卡多
佐判决中的患者同意原则与《纽伦堡守则》中的受试者自愿
同意原则被越来越多的医学团体所接受，并最终在1964年
汇聚成为《赫尔辛基宣言》。同意权与知情权也日趋结合而
逐渐为一系列司法判决所确认：例如，在"萨尔戈诉斯坦
福大学董事会和斯坦福大学医院"案④中，法庭首次在司法
判决中采用了"知情同意"一词，认为医生有义务告知患者
一切有可能影响其权益的事实，即便是极其细微的手术风

①　Spector-Bagdady K, Lombardo PA. U.S. Public Health Service STD Experiments in Guatemala (1946-1948) and Their Aftermath. *Ethics & Human Research* 2019;41(no.2):29-34.

②　Rogers K. Guatemala Syphilis Experiment: American Medical Research Project. Encyclopaedia Britannica.

③　World-Medical-Association. WMA Declaration of Helsinki – Ethical Principles for Medical Research Involving Human Subjects.

④　*Olga Salgo, Administratrix of the estate of Martin Salgo, deceased, substituted in the place and stead of Martin Salgo, Plaintiff and Respondent, v. Leland Stanford Jr. University Board of Trustees, Stanford University Hospitals, Frank Gerbode*, et al., 154 Cal.App.2d 560, 317 P.2d 170 (1957). 1957.

险，亦有告知的义务；在"纳坦森诉克兰"案①中，法庭认为尽管患者同意实施手术，但倘若医生未尽其所能地告知所有——作为患者同意之理性基础的——事实，则医生应当承担侵权责任；在"科布斯诉格兰特"案②中，法庭认为患者的"知情"范围应当依从患者的需要而非医生的判断而定。知情同意的生命伦理原则日益被越来越多的国家所确认。2009年，我国《侵权责任法》第55条正式将患者的知情同意权写入其中；2020年，我国《民法典》第1219条重申了这一原则，即医务人员在诊疗活动中应当向患者说明病情、医疗措施、医疗风险、替代医疗方案等情况，并取得其明确同意；若未尽到前款义务，造成患者损害的，医疗机构应当承担赔偿责任。寥寥数语的一条规定，写尽了一个世纪以来知情同意权的艰难历程。

然而，与知情同意原则日益被接受并被广泛地视为生命伦理之基石相伴随的，是知情同意的制度要求日趋严苛、复杂、烦琐和难以真正落实；特别值得注意的是，这项原本旨在保护患者和受试者的知情权和同意权的制度，正在异化成为医疗和研究机构限缩和规避法律责任提供证据的方式。知情同意制度的形式化和异化促使人们对其制度的发展方向作

①　*Irma Natanson, Appellant, v. John R. Kline and St. Francis Hospital and School of Nursing, Inc., Appellees.*, 186 Kan. 393350 P.2d 1093 (1960). 1960.

②　*Ralph Cobbs, Plaintiff and Respondent, v. Dudley F. P. Grant, Defendant and Appellant.*, 8 Cal.3d 229, 502 P.2d 1, 104 Cal.Rptr. 505 (1972). 1972.

出反思。读者眼前的这部《重新思考生命伦理中的知情同意》便是这一反思的杰出代表和最具影响力的研究成果。与其他对于知情同意的思考不同，这部著作摆脱了局限于知情同意讨论知情同意的狭隘性，摆脱了知情同意保障所谓"个人自主性"的思维定势，摆脱了聚焦于知情和同意而无视知情和同意的实际能力的"制度性虚伪"，而将知情同意置于哲学认识论、语言哲学，以及围绕知情和同意而展开的沟通交互活动中进行考察，由此形成了迄今对于知情同意的最深刻的论述。这部著作自2007年由剑桥大学出版社出版以来，已被各类学术专著和论文引用了913次，并被西方国家的研究者以及医学、生命科学、法律和公共政策的从业者视为必读书。

本书是由尼尔·曼森和奥诺拉·奥尼尔合作完成。尼尔·曼森是英国兰卡斯特大学（Lancaster University）哲学高级讲师。奥诺拉·奥尼尔是剑桥大学荣休教授，曾经担任剑桥大学纽纳姆学院（Newnham College Cambridge）院长、英国哲学学会（British Philosophical Association）主席、英国纳菲尔德生命伦理学理事会（Nuffield Council on Bioethics）主席、英国人类遗传学咨询委员会（Human Genetics Advisory Commission）执行主席、英国国家学术院（British Academy）主席，以及英国平等与人权委员会（Equality and Human Rights Commission）主席。奥诺拉·奥尼尔早年就读于牛津大学和哈佛大学，曾经师从著名哲学家约翰·罗尔斯（《正义论》作者）攻读博士学位，并在罗伯特·诺齐克（《无政府、国家与乌托邦》作者）的引导下专注于康德研究。近乎一生的对于康德哲学的热爱和深入研究，使奥诺拉·奥尼尔成为当今世界最杰出的康德哲学的继承者之一，而她立足于康德的实践哲学而对生命伦理学的探索，则让生命伦理领域中一些看似无解的道德难题拨云见日而趋于澄明，让许多看似外在的道德律令显现出了自律的内在必然性。1999年，奥诺拉·奥尼尔因其在学术和公共事务的杰出贡献被册封为"本加维的奥尼尔女男爵"（Baroness O'Neill of Bengarve），并被指定为英国上议院终身议员。

正如前文所言，翻译和出版这部著作无疑具有重要的理论价值；但与此同时，其对于实务的指导意义也不容小觑。近年来，我国的医学和生命科学研究突飞猛进，诸多领域已跻身世界领先行列。但在此过程中，出于对于生命伦理（包括医学伦理和环境伦理）的忽视、轻视和薄弱研究，导致近年来的一些研究（例如基因编辑、基因数据尤其是特定人种的基因数据外泄等）既引发了巨大争议，也在国家安全和生物安全方面留下隐患。将生命伦理学领域内的经典著作介绍给国内读者有助于扩展和深化这一领域的公共讨论，也有助于提升我国的研究者、实务工作者以及社会大众对于生命及其伦理议题的理解和重视。

胡位钧

2023年4月19日

目　　录

前　言

知情同意如今已被广泛视为医学和研究伦理的基石，但 以往并非如此。1947年颁布的《纽伦堡守则》（*Nuremberg Code*）旨在对纳粹医学研究人员滥用人体医学实验予以回应，由此促使知情同意在生命医学活动中的重要性日益凸显。此后，当事人同意的原则从医学研究伦理延伸至医学临床领域，并于近期延伸至基因和医疗信息等个人信息领域，成为规范个人信息之获取、持有和使用的基本准则。在过去的50年里，知情同意的制度要求据称是越来越严格、越来越缜密：如今，为征询同意而需要满足的信息披露标准更加严格；所谓同意应当日益明确和具体的主张得到了广泛认可；越来越复杂的知情同意书被越来越多地设计并视之为一种需要。知情同意的制度要求越来越广泛、越来越刻意、越来越精细；人们普遍认为，如果要尊重个人自主性（autonomy），知情同意的上述发展便不可或缺。在一些人看来，知情同意确保了患者和医学研究受试者的个人自主性，使其能够自主地决定是否接受将对其产生影响的诊疗或试验。

　　然而，知情同意的上述发展路径引发了诸多问题。假设——显然这一假设是实际存在的——患者或受试者并未阅读或理解为征询同意而披露的信息，由此所给予的同意是否足以被视为同意？假设——显然这一假设是实际存在的——为征询同意而披露的信息有意遗漏了某些信息，由此所获得的同意是否足以被视为同意？是否只要知情同意存在缺陷，与之相关的医疗和研究活动就应当予以禁止？或是在知情同意问题上，既选择保持现状，同时充分了解到有缺陷的知情同意无法为患者或受试者的个人自主性提供保障。我们认为，上述两个选项均不具有吸引力。

　　在这部著作中，我们重新思考了知情同意在生命医学中的应用。从当前人们普遍接受的知情同意观点——即生命医学所采取的任何干预均须取得患者和受试者的同意——出发，我们试图辨析和澄清若干基本的理论预设，这些预设塑造了当代人们对于知情同意的思考、讨论和争辩。我们由此得出结论，认为当前普遍为人所接受的有关知情同意的标准解释、有关医学临床和研究活动应当如何遵循知情同意的标准主张、当前知情同意所普遍采用的标准实施方式，均导致了棘手的问题。我们因而为知情同意提供一个替代性——因而也并不宏大和雄心勃勃——的解释，并希望和相信这一解释能够更加合理地阐明在塑造伦理上可接受的生命医学活动中，知情同意应当和能够发挥怎样的作用。

　　在重新思考知情同意的过程中，我们采用了一条或许并不常见、不为人青睐的研究路径。当代有关生命医学中的知情同意的研究表明，绝大多数的研究都致力于提升知情同意的操作程序（informed consent procedures），而其所采取的典型方式包括：如何提升为征询同意而披露的信息，使之更加明晰或者完备；如何提升知情同意的相关设定，使之更加有利于患者或者受试者。我们认为，诸如此类的改良路径潜力有限，因为它们没有解决潜藏于当前知情同意观念中的根本困难。

我们认为至关重要的一点是：知情同意是通过独特的沟通交互活动而得以实现的；除非我们在思考知情同意时将其所需要的沟通交互活动，以及沟通交互活动所须遵循的标准纳入思考范围，否则，将不太可能真正地理解知情同意。在当前有关知情同意的解释中，许多是以一种被动的方式理解沟通交互活动——将其视为仅仅关乎信息的传递。在诸如此类的解释中，信息被隐喻为只是放置或者保存于此处或者彼处，或是从此处流动到彼处；信息的流动被隐喻为信息通过管道或者通道，从一个信息源或者存储装置向另一个信息源或者存储装置的传递或者传播。通过诸如此类的隐喻对信息予以阐释，其裨益之处在于它为讨论人与科技设备之间的信息传递提供了通用的语汇；但是，这类隐喻也有其危险之处：它促使人们将信息从人类活动，特别是从主导人们成功地开展沟通交互活动的规范体系（normative framework）中剥离开来而抽象地予以思考。

　　这类隐喻与具体的人类活动相脱离，却在很大程度上塑造了当前人们对于知情同意的讨论；例如，人们在讨论知情同意的相关规定时，往往狭隘地专注于临床医生和研究人员应当如何恰当地"披露"信息；人们在讨论患者隐私权时，往往狭隘地专注于如何以所规定的方式"处理"医疗数据。如果我们依靠这些与具体的人类活动相脱离的隐喻，就有可能对开展沟通交互活动——包括征询、给予和拒绝同意的活动——至关重要的一些要素视而不见。

　　对于知情同意来说，一个更加合理、更具有启发性的思考框架应当以这一事实作为出发点，即人们通过沟通交互活动而征询、给予或者拒绝同意，而沟通交互活动是一种可予理性评估的社会交互活动（social transactions）。沟通交互活动包含言语行为（speech acts），或是由言语行为所构成。言语行为受到一个具有丰富内容的规范体系的主导或者约束；相关规范一旦遭到忽视或者蔑视，言语行为就将遭遇各种形式的失败。就知情同意交互活动（informed consent transactions）而言，任何令人信服的解释都必须首先考虑到成功的沟通所必须遵循的认知以及其他规范。在这部著作中，我们对诸如此类的一些规范进行了辨析，并对这些规范如何塑造知情同意交互活动的成功运用，从而使原本不被接受的临床或者研究干预得以开展予以探讨。

　　在成功的知情同意交互活动中，沟通被用于放弃（waive）特定的伦理、法律或者其他方面的权利、义务和禁律

（prohibitions）诉求。知情同意交互活动因此是以将被放弃的权利、义务和禁律诉求为前提；至于医务或者研究人员所承担的对于患者或者受试者的告知义务，以及他们为开展特定干预而承担的征询同意的义务，都始终属于第二位义务（secondary obligations）。我们对于知情同意的重新思考阐明了沟通交互活动——当被用于以特定的方式放弃权利、义务或是禁律诉求时——所应当遵循的标准。只要知情同意运用得当，它便可以将原本构成（例如）企图伤害、非法拘禁、诈欺等违法或者违反重要伦理原则的行为转变为可允许的行为。

我们采取了一种平行的论述方式，在讨论知情同意交互活动的同时将其运用于当代有关信息义务的讨论中，所涉及的包括信息隐私、基因隐私、数据保护、知情权、问责制（accountability）、透明度等名目下的信息义务。当前有关信息义务的讨论大多基于这样一种观念，即某些特定种类的信息具有内在和独特的伦理重要性。这种观念一方面将个人信息——包括私人信息、医疗信息、遗传信息等——视为外人无权了解、除非经过知情同意否则不得披露和获悉的信息，而在另一方面又将机构信息（institutional information）——特别是与机构的工作和专业表现相关的信息——视为人人都有权了解的信息，并要求以透明度、问责制、信息自由的名义披露这类信息。

我们反对上述观点，并认为将权利构筑在基于推定而形成的信息种类基础上，是无法真正地理解与之对应的信息义务的；相反，立足于沟通交互活动所需要的一般认知和伦理规范，我们可以对信息义务作出更加清晰的解释。也就是说，我们应当将尊重隐私视为沟通交互活动的内在要求，而不应将之视为是出于某些种类的信息禁止为人所知的要求；我们应当将问责制视为开展沟通交互活动需要对以往的行为作出解释，而不应将之视为某些种类的信息理所当然地应当透明、应当普遍为人所知。如果我们只是简单地将信息义务理解为应当让某些种类的信息深藏不露，让某些种类的信息唾手可得，那么，相应的政策和实践就有可能陷于实实在在的危险之中：它们或是收效甚微，或是损害生命医学实践，或是在其他方面产生危害。如果能够认识到信息义务与认知和伦理上可接受的沟通交互活动息息相关，我们就至少有可能发展出良善的政策和实践：这些政策和实践将有助于推动而非破坏善治（good practice），并有助于确保或是恢复人们对于生命医学的信任。

xi

　　综上所述，我们用于探索知情同意的路径既不异乎寻常，也不让人感到陌生：它所强调的是可理解性（intelligibility）、相关性（relevance）、准确性（accuracy）、诚信（honesty）等准则在一切沟通交互活动中的持续重要性，而非主张为征询同意而披露的信息应当更加全面和完善，或是应当对某些种类的数据严加管控。我们的结论挑战了当前的诸多正统观念。我们认为最好是将知情同意视为范围更加广泛的交往伦理（ethics of communication）的一部分，认为知情同意没有——也无法——自证其伦理上的正当性（ethical justification），认为知情同意的应用毋宁旨在放弃对于某些更加基本的伦理准则（知情同意始终以这些伦理准则为前提）的诉求。我们揭示了知情同意何以不能——尤其是不应当——完全具体或者完全明确。我们对一些已被纳入当代立法和章程［从数据保护立法到《赫尔辛基宣言》（*Declaration of Helsinki*）］中的知情同意规定进行了检视，并认为其中一些要求不合情理——甚至无法条理一致。本书最积极的意义在于，我们相信书中所提出的知情同意的思考路径，能够为生命医学中的知情同意应当实现何种目的、应当达到何种标准提供清晰和有说服力的解释。

致　　谢

　　倘若没有众多机构和个人的关心、支持和艰苦付出，本书的写作或许难有成就。首先，我们感谢惠康信托基金会（Wellcome Trust）为我们为期三年的研究项目"知情同意与基因数据"（Informed Consent and Genetic Data）提供了慷慨资助——包括资助设立了一个全职的研究员职位。在项目开展期间，惠康基金会还帮助举办了一系列工作坊，并为我们在2005年1月于剑桥大学国王学院举办的大型"研讨会"提供了主要的资金支持。这场研讨会汇聚了大约80位范围广泛的来自不同学科（包括哲学、法学、医学和社会科学）的权威学者，他们对本项目的研究极有兴趣，所进行的讨论极有助益，所形成的讨论框架为本书奠定了基础。为此，我们感谢国王学院提供了完美的工作环境，感谢其承办了上述一系列工作坊和"研讨会"，并特别感谢国王学院研究中心的召集人西蒙·戈德西尔（Simon Goldhill）。我们也感谢剑桥大学历史与科学哲学系所提供的行政支持，特别是感谢塔玛拉·雨歌（Tamara Hug）的耐心、帮助和建议。

　　"知情同意与基因数据"研究项目的顺利完成，得益于我们的研究伙伴们付出了艰苦的努力。为此，我们感谢帕特·贝特森（Pat Bateson）、彼得·利普顿（Peter Lipton）和马丁·理查兹（Martin Richards），感谢他们对本书的原创工作的巨大付出，感谢他们参与相关的工作坊和研讨会，感谢他们在本项目的多个阶段以各种方式所给予的支持。

xiii　　我们在为"知情同意与基因数据"研究项目举办工作坊时，将其主题侧重在了哲学议题——即在我们看来对于重新思考生命医学实践中的知情同意最为关键的哲学问题，包括沟通认识论（epistemology of communication）、信任在沟通中的作用、知情同意、认知责任（epistemic responsibility）。我们特别感谢来自剑桥大学以外的研究者们对于这些议题的讨论，感谢保罗·福克纳（Paul Faulkner）、丽兹·弗里克（Lizzie Fricker）、安格斯·道森（Angus Dawson）以及托尼·科迪（Tony Coady）的发言和演讲，感谢他们——包括其他人——参与这项研究并帮助我们修正观点。这里需要特别感谢彼得·利普顿，他为举办工作坊作出了杰出贡献：工作坊中的复杂议题往往经由他的归纳和总结而清晰和深刻地呈现出脉络。

我们对于诸多议题的研究持续地受益于剑桥大学的同事们：他们在医疗实践、基因技术、新基因知识运用等规范性议题（normative issues）方面持有共同的兴趣；在与他们的交谈、争论和讨教中，我们受益良多。这些同事包括乌娜·科里根（Oonagh Corrigan）、斯蒂芬·约翰

（Stephen John）、凯茜·基尔（Cathy Gere）、凯西·利德尔（Kathy Liddell）、约翰·麦克米伦（John Macmillan）、布林·威廉姆斯·琼斯（Bryn Williams Jones）、布朗温·帕里（Bronwyn Parry）、约翰·斯宾塞（John Spencer）以及玛丽莲·斯特拉森（Marilyn Strathern）。我们特别感谢蒂姆·莱文思（Tim Lewens），他是定期举办和主持"生命伦理论坛"的中坚力量；这个论坛让我们得以汇聚一堂、时时感受激励，并富有启发地参与讨论和辩论。

2005 年的"研讨会"为我们提供了宝贵的批评意见，帮助我们修正和完善了一些主要观点和论据。这里需要特别感谢"研讨会"的评论人：汤姆·鲍德温（Tom Baldwin）、凯伦·斯帕克·琼斯（Karen Sparck Jones）、罗杰·布朗斯沃德（Roger Brownsword）、安格斯·道森（Angus Dawson）、迈克·帕克（Mike Parker）、马丁·理查兹、罗斯·哈里森（Ross Harrison）、大卫·阿查德（David Archard）、罗恩·齐默恩（Ron Zimmern）以及比尔·康沃尔（Bill Cornish）。我们也向"研讨会"的主持人丹·维克勒（Dan Wikler）、帕特里夏·霍奇森（Patricia Hodgson）、帕特·贝特森、西蒙·戈德希尔以及亚历克斯·奥利弗（Alex Oliver）表示感谢；同时，特别感谢向我们提出了具体批评意见的诸多人士：西里尔·钱德勒（Cyril Chantler）、彼得·弗内斯（Peter Furness）、简·希尔（Jane Heal）、蒂姆·莱文斯，比尔·洛伦斯（Bill Lowrance）、安妮克·卢卡森（Anneke Lucassen），斯蒂芬·约翰、约翰·麦克米兰（John McMillan）、汤姆·默里（Tom Murray）、彼得·辛格尔顿（Peter Singleton）、汤姆·索雷尔（Tom Sorell）以及苏珊·尤尼亚克（Suzanne Uniacke）。我们特别感谢简·希尔，她为成功举办"研讨会"付出了辛勤的努力。

　　最后，我们向剑桥大学遗传学知识园（Cambridge Genetics Knowledge Park）以及公共卫生遗传学组（Public Health Genetics Unit）表示感谢，同时感谢罗恩·齐默恩（Ron Zimmern）主任慷慨地与我们分享了他在医学、遗传学以及相关监管方面的专业知识。齐默恩主任为我们的"研讨会"提供了行政和财政支持，从而使我们的研究项目得以顺利开展和完成；他也为剑桥大学"生命伦理论坛"提供了帮助，并持之以恒地将来自不同领域、有着共同兴趣的研究者们汇聚在一起。他不断提醒本书的两位作者对所提出抽象观点的现实意涵进行思考；我们感念他充满善意的不断追问——"那又如何？"

第一章　同意：纽伦堡、赫尔辛基及其超越

引　言

　　在自由主义政治理论和经济思想中，知情同意有着悠久
而杰出的历史——其历史可追溯至伟大的欧洲启蒙运动。社
会契约理论传统的核心主张是：除非建立在自由基础上的
同意为行为赋予正当性*，否则，一切行为——特别是政府
使用强制力（coercive power）的行为——都是不可接受的。
市场经济的本质也是诉诸双方合意的交互活动（consensual
transactions）所具有的道德正当性，而与之相对应的诉诸暴
力、强制或者欺诈的经济行为——例如，盗窃、强行征用
和强迫劳动——是不具有正当性的。在过去的30年里，伴
随着自由主义政治哲学中契约主义思想以及经济学中市场
经济思想的强劲复苏，这类传统主张被人重新加工并再度焕

---

　　* 本书将"legitimacy"译为正当性，以区别于合法性（legality）。前者
侧重于伦理道德、公序良俗或自然法，后者侧重于由立法者所制定的法律法
令。——译者

发活力。

政治和经济思想中的争论也浮现于生命医学伦理的探索中；其中，知情同意占据了越来越多的分量，已成为迄今西方医学伦理和研究伦理中讨论得最多的议题。[1]如今，知情同意程序已深植于医学临床和研究实践中，深植于一系列旨在规范个人信息使用、医疗信息使用、人体组织使用的立法和监管制度中。人们如此根深蒂固地诉诸知情同意并依靠知情同意为临床和研究活动提供正当性的理由，以至于知情同意是否必要以及是否具有正当性几乎从未受到质疑。

在这部著作中，我们对生命伦理中知情同意所应发挥作用的诸多标准观点提出了质疑。本章结构如下：首先，我们回顾了知情同意的观念发展及其在生命医学中发挥作用的历程；随后，我们勾勒了知情同意在范围、标准、正当性理由（justification）以及监管等四个方面的观念变化；在过去的30年里，这些变化可谓翻天覆地。

人们往往将这些变化视为进步；然而，在我们看来，无

1　Jeremy Sugarman et al., 'Empirical Research on Informed Consent: An Annotated Bibliography', *Hastings Centre Report*, Special Supplement, January-February 1999, 1–42. 此书在参考文献中列举了377篇论文。有关知情同意的研究数量仍在增长；例如，搜索数据库MedLine发现：在2002—2003年间，有超过300篇（英文）论文是以"知情同意"作为标题，另有——更加令人印象深刻——超过1800篇论文是以"知情同意"作为"研究主题"。MedLine数据库中的学术期刊（涵盖临床医学和医学伦理学，但不包括社会科学，不包括除医事法之外的法学，不包括哲学、政治学等学科）平均每1个工作日有6篇论文得到引用。

论是扩大知情同意的范围、提高知情同意的标准、提升知情同意的正当性理由，还是强化知情同意的监管，诸如此类的发展——尽管旨在促使知情同意成为生命医学伦理的基石——已经导致了棘手的问题。我们并不否认知情同意在生命医学领域中的重要性，也并不认为有必要在医疗或是研究领域恢复家长制（paternalistic）*文化，而是主张有必要从根本上重新思考当前人们所普遍接受的知情同意观念，重新思考知情同意在生命医学中所应发挥的作用。

始于纽伦堡

　　1947年的《纽伦堡守则》通常被视为生命医学伦理中知情同意的第一部权威声明。它所试图解决的问题严峻而骇人听闻：在第二次世界大战爆发前的纳粹德国和战争爆发后的集中营，人类在医学研究的名义下惨遭无情的虐待和杀害。[2]在纽伦堡国际军事法庭对被控犯下罪行的纳粹医生进行审判的过程中，辩护人提出人体医学试验在世界其他地 3

---

　　* 所谓医学家长制，是指在医患关系中医生处于绝对的支配地位，医生主导和支配患者的身体及其诊疗活动，而患者只能被动地接受医生的判断、决定和安排。——译者

　　2 有关20世纪30年代——包括纳粹集中营中——滥用医学研究的问题，可参见：Michael Burleigh, *Death and Deliverance: 'Euthanasia' in Germany, c.1900-1945* (Cambridge: Cambridge University Press, 1994); *Ethics and Extermination: Reflections on Nazi Genocide* (Cambridge: Cambridge University Press, 1997)。

方也同样存在，纳粹医生们的所作所为并不较之更加过分。
《纽伦堡守则》的起草旨在帮助公诉人完成指控，它列举了
纳粹医学试验与普通人体医学试验的若干差异，并着重强调
了以下一点：在所有以人类作为研究对象的研究中，"人类
主体的自愿同意是绝对必要的"。[3]《纽伦堡守则》中的下述
文字对"自愿同意"作出了解释：

> 这意味着当事人应当具有表示同意的法律行为能
> 力，应当置身于能够自由行使选择权的环境中，应当没
> 有任何暴力、蒙蔽、欺诈、胁迫、僭越，或是其他隐秘
> 形式的强迫或者强制因素的介入，应当充分了解和理解
> 相关研究的各项内容，并因此能够基于理解和理性作出
> 决定。上述要求中的最后一项要求在受试者作出是否参
> 与实验的决定之前，应当使其了解实验的性质、持续时
> 间和目的，了解实验将要采取的方法和手段，了解合理
> 预期可能产生的所有不便和危险，了解实验可能对参与

---

3 《纽伦堡守则》最初由纽伦堡审判期间参与检方工作的两名医生安德
鲁·艾维（Andrew Ivy）和里奥·亚历山大（Leo Alexander）起草。1947年
4月17日，亚历山大在向美国战争罪行法律顾问委员会（US Counsel for War
Crimes）提交的备忘录中，概述了正当的研究（legitimate research）所应遵循
的6项原则，并针对辩方所声称的纳粹医学研究与其他医学研究并无不同作出
了回应。纽伦堡法庭在判决中反复援引此6项原则，后扩展为10项原则。这
10项原则后被称为《纽伦堡守则》。相关文本可参见：http://www.ushmm.org/
research/doctors/Nuremberg_Code.htm。尽管其法律约束力问题至今无解，但
《纽伦堡守则》被视为一部具有里程碑意义的文件。

者的人身或者健康可能产生的任何影响。[4]

《纽伦堡守则》所阐述的"自愿同意"的正当性，与传统政治哲学所主张的有义务获得公民的同意遥相呼应；社会契约论的基本理念被置于所谓"volenti non fit Iniuria"——即"自愿遭受的侵害不构成侵害"（no injury is done where the subject is willing）——的旧标签下。《纽伦堡守则》遵循传统的思想路径，精心阐释了上述理念：知情同意被视作为"没有任何暴力、蒙蔽、欺诈、胁迫、僭越，或是其他隐蔽形式的强迫或者强制因素的介入"提供了保证和证据。《纽伦堡守则》通常在设立原则时并不为其正当性提供解释，但是，我们可以从其字里行间看到它对广泛为人接受的伦理标准的呼唤；这些标准就其实质而言，几乎是任何一个伦理体系或者道德观的组成部分。实际上，《纽伦堡守则》禁止开展任何以压制或者侵蚀当事人意愿，或是以暴力胁迫当事人身体为基础的医学研究，禁止针对没有"充分了解和理解相关研究的各项内容，并因此能够基于理解和理性作出决定"的受试者开展研究，并禁止以任何形式的暴力和胁迫手段开展研究。然而，《纽伦堡守则》并未明确解释何为同意（consent）；至于如何理解信息（information）和自主性（autonomy），《纽伦堡守则》更是未置一词。

4　参见《纽伦堡守则》第1条。

在当代有关知情同意的讨论中，人们坚持认为，生命医学中的知情同意应当发挥——相较于制定《纽伦堡守则》时所设想的——更加广泛的作用。知情同意的发展包括以下四个方面的内容：一是围绕知情同意所制定的规定和要求已从研究伦理延伸至临床伦理领域；二是征询和给予知情同意的标准已变得日益明确和苛刻；三是通过诉诸各式各样的自主性观念，知情同意的正当性据称已经有所强化；四是围绕知情同意所制定的规定和要求已从医疗和研究领域延伸至信息和人体组织的二次使用领域，并被纳入数据保护、人体组织使用以及基因技术等相关的管理规范中。上述每一个方面都导致了重大问题；对此，本章随后将一一予以讨论。

延伸范围：从研究伦理到临床伦理

围绕当代生命医学中的知情同意，人们的探索或许肇始于纽伦堡审判中对于医学研究伦理的关注，但是，随后这一议题的探索就被认为同样适用于临床伦理。医学伦理由此发生转型，这场转型始于20世纪60年代后期并延续至今，其目的旨在以要求所有的医疗干预均须获得患者同意的方式为患者提供保护。至于这一主张何以具有正当性，则被认为是因为有必要确保患者不遭受医学家长制——即由医生衡量和决定何为患者的最大利益——的对待，是因为知情同意的规定为确保一切由患者而非医生掌握提供了保障。

围绕知情同意所制定的规定和要求由此从研究伦理延伸至临床实践，不过，这种延伸从一开始就证明存在严重问题。《纽伦堡守则》要求任何未经受试者知情同意的研究均不得开展：这项原则贯穿了整部《纽伦堡守则》。[5]将此原则从医学研究伦理延伸至临床实践，就意味着任何未经患者知情同意的诊疗活动均不得开展；这种要求显然是不可接受的，因为人们很难拒绝为无法给予知情同意的患者提供治疗。就此而言，医学伦理很难促使知情同意成为一项普适化甚至常规化的原则而得以从研究伦理领域照搬至临床实践。

这不是一个小问题。[6]与其他任何领域相比，人们在医疗领域更常见到不具有表示同意的行为能力，或是表示同意的行为能力受损的人；之所以如此，是因为认知能力受损是疾病和创伤的常见后果。许多患者昏迷不醒或是病入膏肓、神志不清或是精神错乱、太过年少或是太过虚弱，这些都将导致其无法领会相关信息，从而无法就相关治疗给予知情同意。几乎没有病人能够在恰好需要表示同意时（重新）获

5　然而，这一原则并非不存在争议：例如，如果一个人因为患有严重的学习障碍或是痴呆症而导致同意能力受损，是否所有与之相关的医学研究都应当予以禁止——即便介入性或是风险极低的研究也不例外？如果禁止开展相关研究反而给患者造成极大痛苦，此类研究还是否应当予以禁止？

6　Vanessa Raymont *et al.*, 'Prevalence of Mental Incapacity in Medical Inpatients and Associated Risk Factors: Cross Sectional Study', *The Lancet* 364 (2004), 1421-7。作者认为患有急性疾病的患者缺乏同意能力，并认为这一问题并未得到人们充分认识，其问题的普遍性甚至超出人们的想象。

得了表示同意的行为能力。对于复杂的诊断、治疗及其可能
导致的严重后果，即使是"具有成熟能力"[7]的患者也常常难
以领会相关信息；他们可能疏忽或是无法领悟其所获得的信
息，可能错误地将至关重要的信息视为无关紧要，也可能对
常规信息产生误解从而作出不必要的过激反应。面对颇为复
杂或者颇具风险的诊疗方案，人们需要集中全部的认知和情
感力量从而全神贯注地作出是否同意的决定，而这一点即便
对于最有能力的人来说，也是勉为其难。随着医疗干预活动
日趋复杂，上述问题日趋棘手，知情同意所需的认知要求亦
日趋严苛。

　　上述问题让人看不到解决的希望，而当前有关知情同
意的讨论则彼此重复，并强调采取以下两条策略予以应对。
第一条据称是类似于替代同意的策略：如果患者缺乏表示
同意的（完全）行为能力，则以诸如通过代理人授权同意
（proxy consent）或者假定表示同意（hypothetical consent）
的方式证明所须开展的医疗干预具有正当性。不过，一旦采
取这一策略，也就相当于抛弃——至少是暂时抛弃了——知
情同意的支持者们所渴望实现的标准。这一策略无视患者是
否真正同意，由此所获得的不过是其他人的同意、不同条件
下的同意、具有不同行为能力的人所给予的同意。第二条策
略试图促使知情同意更加容易操作，从而也就更加有利于行

7　John Stuart Mill, *On Liberty and Other Writings*, ed. Stefan Collini
(Cambridge: Cambridge University Press, 1989), p. 13.

为能力不足的人。相应的措施包括改进提供信息的程序（例如制作更加完善的信息清单），或是设立中间环节（例如设立辅导员）以帮助行为能力不足的患者。[8] 不幸的是，诸如此类的措施无法弥合以下两个端点之间的差距：一端是患者的实际认知和作出决定的能力；另一端是对诊疗计划给予知情同意所需的行为能力。试图促使知情同意成为医学伦理的指导原则，其尝试已被证明——而且必定被证明——是极其艰难的工作。

提升标准：明示和具体的同意

除了将知情同意的应用范围从医学研究领域延伸至医疗实践之外，当代有关知情同意的讨论还致力于提升知情同意的标准。《纽伦堡守则》所设立的标准遭到了广泛批评：例如，这些标准是否足以确保受试者或者患者"具有表示同意的法律行为能力"，是否足以确保其"置身于能够自由行使选择权的环境中"？相关要求是否过于软弱，或是过

8　例如，有证据表明通过演示视频可以帮助患者理解知情同意所披露的信息。参见：J. Weston, M. Hannah and J. Downes, 'Evaluating the Benefits of a Patient Information Video During the Informed Consent Process', *Patient Education and Counselling* 30 (1997), 239-5. 也有人认为以书面形式"披露"信息不如面对面的交流更加有效：参见：K. Cox, 'Informed Consent and Decision-making: Patients' Experiences of the Process of Recruitment to Phases I and II Anti-cancer Drug Trial', *Patient Education and Counselling* 46 (2002), 31-8。

于模糊？是否只要具有法律行为能力、能够自由行使选择权，并在正常条件下阅读了所须阅读的文件，当事人的默示（tacit）或者暗示（implicit）同意就符合《纽伦堡守则》的标准吗？《纽伦堡守则》的标准是否清晰得足以确保被征询同意者真正地理解所须同意的内容？《纽伦堡守则》所要求的仅仅是任何被征询同意的人都应当"充分了解和理解相关研究的各项内容，并因此能够基于理解和理性作出决定"，而非要求被征询同意的人实际上"基于理解和理性作出决定"。就此而言，在生命医学中，知情同意是否需要建立更加清晰的标准以明确信息的提供和理解应当达到何种程度、人们所给予的同意应当达到何种的品质？

　　医学研究领域中有关知情同意标准的讨论再一次支配了临床领域的相关讨论。在当代有关医学研究伦理的讨论中，人们常常提及的并不是《纽伦堡守则》，而是《赫尔辛基宣言》的系列版本以及与之相关的公约和报告。[9] 2004年

　　9　世界医学会（World Medical Association）1964年首次颁布《涉及人类受试者的医学研究伦理原则宣言》（Declaration of Ethical Principles for Medical Research Involving Human Subjects）。该宣言2004年修订版可参见：http://www.wma.net/e/policy/b3.htm. 有关该宣言的历史，可参见：http://www.wma.net/e/ethicsunit/pdf/chapter_4_decl_of_helsinki.pdf，以及：Robert V. Carlson, Kenneth M. Boyd and David J. Webb, 'The Revision of the Declaration of Helsinki: Past, Present and Future', *British Journal of Clinical Pharmacology* 57 (2004), 695–713。其他具有里程碑意义的文件包括：*Belmont Report on Ethical Principles and Guidelines for the Protection of Human Subjects of Research, 1979* (US Department of Health, Education, and Welfare; http://ohsr.od.nih.gov/guidelines/belmont.html); *European Convention for the Protection of Human* （接下页）

版《赫尔辛基宣言》设立了严格的规则以期促成（高度）明确和（充分）具体的同意。与之类似的规定也常见于其他对研究伦理所作的规章制度中。

2004年版《赫尔辛基宣言》的相关条款如下：

第20条：受试者必须是相关研究项目的自愿参与者和知情参与者。

第22条：在涉及人类受试者的任何研究中，每位潜在的受试者都必须被充分告知与研究相关的所有信息，包括研究目的、方法、资金来源、任何可能的利益冲突、研究者所隶属的组织、研究的预期收益和潜在风险以及可能产生的不适等信息。受试者必须被告知其享有放弃参与相关研究，以及在任何时候收回同意并退出研究而不遭受报复的权利。在确信受试者理解相关信息的条件下，医生应当获得受试者基于自由表达而给予的知情同意，同意最好具有书面形式。如果不能获得书面同意，则非书面形式的同意必须有证明人在场，并被正

（接上页）*Rights and Dignity of the Human Being with regard to the Application of Biology and Medicine: Convention on Human Rights and Biomedicine*（参见第16条规定），http://conventions.coe.int/treaty/en/Reports/Html/164.htm。上述第二份文件禁止开展人体研究——除非"基于本协议第5条的规定给予了明确、具体和书面的同意"。有关《赫尔辛基宣言》的研究可参见：B. Brody, *The Ethics of Biomedical Research: An International Perspective* (New York: Oxford University Press, 1998); Sue Eckstein, ed., *Manual for Research Ethics Committees*, 6th edn (Cambridge: Cambridge University Press, 2003).

式记录在档。

2004年版《赫尔辛基宣言》在将医生与研究者相提并论之余，还为征询和获得受试者的知情同意制定了相较于《纽伦堡守则》更加严格的标准和程序。实际上，《赫尔辛基宣言》要求研究者采用明确的书面形式，并通过记录在档等程序征询和获得受试者的同意，同时要求这种同意是针对相关研究所表示的具体的同意。《赫尔辛基宣言》反复强调研究者应当向受试者提供信息，要求研究者将内容广泛的科学和研究机构的信息告知受试者，并告知"研究目的、方法、资金来源、任何可能的利益冲突、研究者所隶属的组织、研究的预期收益和潜在风险"；就此而言，《赫尔辛基宣言》超越了《纽伦堡守则》，因为后者只是提出受试者应当对研究计划及其可能的效果和风险具有一般性的了解。要求研究者对复杂的科学和研究机构的信息有所领悟，这无疑是一个相当高的要求，即便是在招募拥有极高能力的受试者参与前瞻性研究（prospective study）等"最理想"的情况下，这个要求对于受试者也是勉为其难。尽管如此，依然有一些人不断提议提高知情同意的标准。[10]

10　例如，一位研究者认为"除非告知受试者相关研究人员的个人品质、所持观点以及资助者信息——只要受试者认为这些信息是重要，否则，受试者的自主性就遭到了践踏"；参见：T. M. Wilkinson, 'Research, Informed Consent, and the Limits of Disclosure', *Bioethics* 15 (2001), 341–63 (p. 363)。

诸如此类的提议提出了过高的要求。前瞻性研究采用一些共同的方法：例如，普遍采用随机试验和安慰剂。对于这些研究方法，许多受试者无法理解；[11] 而一旦无法理解，受试者的同意就不符合《赫尔辛基宣言》的标准。这是否意味着在这种情况下研究就不应该开展呢？回顾性研究（retrospective research）则是另一种情况：这类研究是以分析已经获得的数据或者人体组织为基础的。除非信息已经获取，或是人体组织已经摘取，否则几乎无法围绕这些信息或者人体组织，在二级数据、人口研究、流行病学调查等方面建立研究方案；这也就意味着回顾性研究试图达到《赫尔辛基宣言》的标准更加困难——实际上往往不可能。如果开展回顾性研究需要事先获得明确和具体的同意，那么，研究者就必须与当初的受试者（假定他们还活着）重新取得联系；然而，这样做往往是不可能的。上述事例是否表明，仅仅因为不符合《赫尔辛基宣言》的标准就不应该开展回顾性研究呢？倘若如此，我们就不得不禁止开展所有与《赫尔辛基宣言》的标准不符的研究，而许多医学研究也将因为招募不到

11　自20世纪40年代后期以来，随机试验一直广泛地为人使用：所有旨在确定治疗相对疗效的研究都需要进行随机试验。不过，随机试验所使用的方法不断遭到批评，其是否在伦理上可予接受也不断遭到质疑。有关受试者同意问题的研究参见：Angus Dawson, 'What Should We Do About It? Implications of the Empirical Evidence in Relation to Comprehension and Acceptability of Randomisation?', 载于：S. Holm and M. Jonas, eds., *Engaging the World: The Use of Empirical Research in Bioethics and the Regulation of Biotechnology* (Netherlands: IOS Press, 2004)。

受试者而被迫放弃。

　　这一呼声——即进一步提升知情同意的标准——同样活跃于临床伦理领域。每年都有人提议让知情同意更加容易操作，从而与患者的认知局限性相适应；但与此同时，也有一部分人提议提升知情同意的标准使之更加严格。尽管要求在同意（consent）和给予同意的行为（consenting）方面建立更加严格的标准有其合理性，但这一主张也带来了很多问题。即便既有的标准已经完美无缺（我们有理由对此有所质疑），随着临床干预和研究计划所涉及的信息日益复杂以及与之相关的医疗和科学环境日益复杂，我们也还是有必要建立更加严格的知情同意程序。[12] 不过，一方面，试图让知情同意对于患者更加容易操作；另一方面，又试图让知情同意的标准更加严格，试图兼顾两者的后果很可能是事与愿违。

　　主张知情同意应当更加严格的人提出了两种不同的改进方式：一是同意行为的改进，即主张同意应当明示而非暗示（默许或推定）；二是同意内容的改进，即主张同意应当具体而非宽泛（一般）。这些主张实际上是将《赫尔辛基宣言》

　　12　例如，遗传信息对许多患者和普通人都是一个挑战：他们发现遗传信息过于复杂，对其可能面临的生殖或是临床风险——甚至包括颇具威胁性的风险——亦难以领会；特别是患者几乎无法领会遗传报告中诸如基本率谬误（base rate fallacy）、决定论直觉（intuitions of determinism）、对外显率（penetrance）等信息的因果意义。实际上，不仅患者面临上述挑战，医生同样也未必能够掌握遗传学的最新发展，但他们却要告知患者有关遗传的相关信息。相关论述参见：J. A. Kegley, 'Genetics Decision-making: a Template for Problems with Informed Consent', *Medical Law* 21 (2002), 459–71。

的原则普适化了，从而将这些原则从医学研究领域扩展到临床实践中。要求建立明示和具体的同意最初始于研究伦理，如今已渐渐为临床实践、医疗伦理以及相关的监管规范所接受，而其所导致的结果便是知情同意的形式越来越复杂、条款越来越冗长以及（也是最糟糕的）越来越难以理解。迄今已有大量文献对此有所抱怨！

将同意区分为明示同意和默示同意，也就意味着存在两种截然不同的给予同意的方式。明示同意是一个双向过程：征询同意的一方必须向对方明确说明相关计划的性质、目的、效果、风险以及其他相关内容。被征询同意的一方必 11 须明确表示理解了所告知的信息并同意参与相关计划。明示同意的行为通常需要借助文件、签名、正式声明等方式完成；在某些情况下还需证人在场，从而确认并提供证据以表明已遵循了恰当的同意程序。明示同意的过程或者程序也为患者参与知情同意交互活动建立了持久记录，这些记录（希望）能够减少同意范围上的不确定性，并预先排除今后可能产生的不满、投诉或者诉讼。此类记录之所以重要，一方面有着伦理上的理由，另一方面也方便相关机构及其人员在发生疏忽或者计划失败时用来限缩自己的法律责任。如果患者明确同意了某项干预计划，则此后——鉴于其同意理应得到尊重——将无权追究由此所造成的伤害、失误或者意外。知情同意就此被用来限制患者发起投诉和诉讼。与明示同意不同，默示同意是由患者的行为推断而来：例如，伸出手臂表

示同意采血。默示同意不需要提供、要求、给予或者记录相
关文件，这也就意味着日后一旦发起投诉或者诉讼，试图为
所造成的伤害和失误进行辩护也就相对更加困难。

再来看具体同意和一般同意的区分。这一区分与给予同
意的行为无关，而是关乎同意的内容。如今，越来越冗长、
越来越精细复杂的"知情同意书"已通行于英国国民医疗服
务体系（NHS）以及其他许多国家的医疗活动中，而具体同
意制度也随之扩展到了（更多）医院的常规程序、医生的日
常工作以及患者的日常生活中。具体同意制度被认为既提高
了同意行为的程序性，也提高了同意内容的具体性，从而有
力地提升了临床活动的伦理标准。

上述方案试图使知情同意更加严格，却在许多方面存
在问题：它所提出的更高标准在理论上难以自洽、在实践中
难以实现；此外，整个方案的设计并未以促进伦理上可接受
的临床实践和医学研究为目标。实际上，要求明示和具体的
同意也就意味着坚持一种形式化、统一化以及——严格说
来——不可能实现的程序和标准，而非寻找可行的、适度
的、具有规范合理性的知情同意方案。

12　　　我们认为明示同意是不必要的，因为它并不完全具有可
行性。在某些——并非全部——情形下，明示同意可以取代
默示同意：以采血或者测量体温为例，这些活动所需要的是
默示同意，而将之替换为需要明示同意是有可能的——只是
相应的负担或许难以承受。不过，试图完全取代默示同意并

不具有可行性，因为任何明示同意都是以假设和共识为前提并依赖于这一前提，包括在征询、给予和拒绝同意的方式和惯例上所建立的假设和共识。倘若看到明示同意便认为所有的同意都应当明示，我们就犯了一种被称为合成谬误*的逻辑错误。明示同意中所能明确的部分必定是以对于无法明确部分的理解为前提，并依赖于这一前提。就此而言，以明示同意完全取代默示同意的方案并不具有可行性。

同样，尽管一般同意存在问题，但完全具体同意的主张也是无法实现的。对于一般同意来说，它所同意的医疗干预只是为其提供了一个一般性的描述或者说明。尽管这类说明可以不断趋于详尽，但在原则上不可能做到完全具体：有关医疗干预的说明不可避免地具有不确定性。我们有理由在任何一项医疗干预的任何说明中添加新的条款或者限定性条件。

此外，就同意参与某项医疗干预计划而言，我们不能假设当事人在获取有关计划的一般性说明时所给予的同意，可以被转让成为对于计划中未被提及的其他方面的同意。同意是一种命题态度（propositional attitude）；[13] 不能将一种描述情形下的同意转让成为另一种描述情形下的同意：例如，不能将同意从（更加）一般性描述条件下的同意转让成为（更

---

* 合成谬误（fallacy of composition）：意即以偏概全。——译者

13　命题态度是对命题所持的认知状态，包含诸如知道、相信、希望、渴望、想象、梦想等认知状态。

加）具体性描述条件下的同意。当我们在给定的条件下给予
同意时，并不需要理会我们所同意的命题在逻辑上可能引
申出的其他命题。任何一项研究或者诊疗活动的逻辑以及实
际后果都蕴含了某些我们可能忽略、不了解或者不理解的内
容；也正是因为这种未知，我才同意参与相关的研究或者开
13　展相关的治疗；倘若了解或者理解了一切，我们就必定不会
同意参与其中。同意与所有其他的命题态度一样，都具有参
照不透明性；[14] 例如，约翰和简都同意参与一项名为 x 的医
疗干预计划，但是，对于 x 计划的内涵、可能产生的推论以
及后果，两人的理解可能大相径庭。

　　无论医学研究还是临床实践都为此提供了例证。例如，
在一项名为"新药心理影响"的研究中，研究者征募受试者
服用麦角酸酰二乙胺；如果被告知药物的名称是麦角酸酰二
乙胺，许多人都会表示同意服用；而倘若被告知服用的是一
种迷幻药，我们是否同意就将大打折扣。然而，麦角酸酰二
乙胺就是一种迷幻药。当研究者告知受试者服用的是麦角酸

　　14　我们将在第二章详述"参照不透明性"的含义。这里仅举一例：克拉
克·肯特是超人，许多有关克拉克·肯特的陈述同样适用于超人——例如"克
拉克·肯特身高 1.9 米"意味着超人身高 1.9 米；但是，"洛伊斯·莱恩认为克
拉克·肯特是个懦夫"这一陈述并不意味着"洛伊斯·莱恩认为超人是个懦
夫"。一般说来，诸如"某某认为 x 是 F"之类的陈述具有"参照不透明性"，
因为此类陈述的真值（truth-value）并完全取决于"x"和"F"实际上表示什
么；同样，诸如"某某同意 x 做 F"之类的陈述也具有"参照不透明性"：洛伊
斯·莱恩可能同意让超人亲吻自己，但不会同意让克拉克·肯特亲吻自己，尽
管事实上被超人亲吻就是被克拉克·肯特亲吻。

酰二乙胺时，他们并没有说谎，但事实上又着实误导了受试者，因为这种药物最常被称为迷幻药，或是最常被受试者称为迷幻药。[15] 这里需要强调的是：受试者"想到"迷幻药时是一回事，而想到麦角酸酰二乙胺时是另一回事。由于所使用的术语不同，受试者从中推断并因此而形成的结论也有所不同，即便这些术语所指称的是相同的事物。[16]

类似的问题也出现在临床活动中。例如，当詹姆斯同意接受前列腺手术时，他并不了解手术有可能导致其不能生育；他可能未被告知这一信息，也可能被告知但是未能"领会"（take in）这一信息。那么，詹姆斯同意实施这一可能导致其不育的手术吗？尽管我们可以将詹姆斯同意接受前列腺手术的行为正确地描述为詹姆斯认可（agree）"手术将导致不育"，但这并不表明他同意去做一个可能导致其不育的手术。

类似的问题同样也出现在需要利用当初出于其他目的而合法获取的信息或者人体组织的研究中。例如，一个儿童

15　研究人员是否可以这样为自己的行为辩护，即宣称他们之所以不使用迷幻药这一术语，是试图避免人们对于迷幻药的误解扭曲了其所开展的研究？研究人员是否可以同样如此为自己的行为辩护，即宣称由于时下人们对于基因和遗传状况的描述有可能引发过度焦虑，他们因此选择采用更具安慰性质的描述方式？诸如此类的行为是否可被称为不可接受的医学家长制？

16　迷幻药的事例引自：Ruth R. Faden and Tom L. Beauchamp, *A History and Theory of Informed Consent* (New York: Oxford University Press, 1986), p.183。不过，该书作者并没有像我们这样扩展这个事例，也并未在同意的范围如何因为推断而受到限制方面得出任何结论。

不幸夭折，其父母同意研究者存放和使用由验尸和解剖所取得的"人体组织"，研究人员因此存放了完整的人体器官并（正确地）存放了器官所包含的人体组织。在这一事例中，父母作出的推断性承诺（inferential commitments）与研究人员的推断性承诺迥然有别：前者并不认为人体器官等同于人体组织；也就是说，心脏、大脑、肝脏等人体器官不是人体组织（上述事例源于20世纪90年代发生在英国阿德尔赫医院的真实事件[17]）。

　　上述所有事例都有一个共同点，即在为医疗干预征询同意时，我们无法将同意从一个命题条件下的同意转让成为其他命题条件下的同意。在上述迷幻药的事例中，同意之所以不能转让，是因为研究者使用了不同的术语，而这些术语及其所表示的不同意涵指称的是相同的事物。在上述前列腺手术的事例中，同意之所以不能转让，是因为患者对于前列腺手术将导致不育缺乏了解，同时也缺乏相应的能力对手术的可能后果进行推断。在人体组织的事例中，儿童的父母与研究者对于什么是"人体组织"有着不同的理解；与儿童的父母相比，临床医生所指称的"人体组织"范围更加宽泛。在迷幻药的事例中，两个术语所指称的是同一事物；在人体组织的事例中，双方以两种不同的方式使用同一术语。由此我们可以发现，上述事例中的每一个都阐明了一个要点，

　　17　*The Royal Liverpool Children's Inquiry Report* (The Redfern Report), http://www.rlcinquiry.org.uk/contents.htm.

即同意形成于人们的推断（inferences），而不同的人所作出的推断往往不同。至于如何推断，则取决于一系列因素：包括对于概念或者词汇的不同理解以及彼此不同的知识背景（beliefs）。我们将在本书第3章对推断能力（inferential abilities）的作用和重要性——也包括其有限性——进行论述。

同意与其他命题态度一样，都具有参照不透明性；这一点有着多重意涵。笼统地说，它表明A对于p的同意不能保证A同意q、r、s，即使q、r、s为p所必需，或者q、r、s是p作为一个真实状态所蕴含的推断和后果。由于同意者没有也并不需要掌握同意所涉及的蕴涵关系（entailment relations）、推断或因果关系，因此，他们的同意并不移转至其他命题，即便这些命题与他们所同意的命题有着密切关联。

以上论述表明，由于我们无法准确地界定何为具体同意，因此，所谓的完全具体同意在伦理上是不必要的。在征询、给予或者拒绝同意的过程中，我们需要对所涉及的任何命题作出描述，而这种描述往往是不完整的，随时需要增加更加具体的细节予以完善。就此而言，如果坚持认为知情同意必须具体，我们就难免面临一个问题——应当如何具体。这个问题犹如"一根绳子有多长？"一样，是没有统一或者简单答案的。就此而言，要求实现所谓的完全具体同意在原则上是无法做到的；我们着实无法在具体同意所达到的具体程度问题上形成一个统一的标准。

完全明示和完全具体的同意都是不可能的；然而，诸如此类的过度要求却以不同的形式反复出现在标准的讨论知情同意的"文献"中。人们反复讨论为征询知情同意所需"披露"的信息应当达到何种程度和标准，一些人提出在设立信息的披露标准时，可以（例如）以所谓"合乎情理的医生"所希望披露的信息作为标准，或是以所谓"合乎情理的患者"所希望了解的信息作为标准，或是以（提出了更高要求）"个人主体"（individual subject）所希望了解的信息作为标准。不过，即便我们接受了其中最激进的主张——即认为为征询知情同意所需披露的信息应当以个人所希望了解的信息作为标准，我们也还是无法确定需要披露哪些信息。例如，我们如何确定给定条件下的患者（或者受试者）认为其所获取的信息足够具体？试图确定这一点无疑费时费力：或许需要事先征询受试者同意并占用其时间以了解受试者认为如何才称得上足够具体。不过，倘若如此，整个知情同意的过程就得不断回溯。为了避免不断回溯，我们不妨承认人类主体的某些交互活动是不需要明示和具体同意的；我们由此不得不承认一个具有普适性的观点：即诉诸双方合意的社会交互活动并不以明确性和具体性作为先决条件。

这里涉及一个基本问题：即对于人类行为者（human agents）——他们有着不同的知识背景、不同的语言以及不同的推断性承诺（inferential commitments）——来说，我们所能给予的最高希望就是在特定的交互活动中，他们能够在所披露信息的具体程度上达成一致。一旦承认了这一点，我们也就承认不应当要求所有的同意都必须是明示和具体的同意。对于具有法律效力的同意来说，要求其完全或者彻底地具体既不可能，也毫无必要；至于完全明示同意，它在某些情况下是可以达成的，但其前提是我们必须接受其中所隐含的大量假定性前提。如果知情同意的改进或者巩固是以完全明确和完全具体作为标准，我们就不免忽略了被征询同意的一方的能力局限性，同时将自己置于极深的理论风险之中。

强化正当性：追求个人自主性

可能有人会问：如此认真地讨论这些无法达到的标准有何必要？其要点和目的何在？如果没有达到这些不断膨胀的知情同意标准，相应的临床和研究活动是否就在伦理上不可接受？是否明示和具体的知情同意对于一切医疗干预都是道德上不可或缺的？未能满足这些苛刻标准的知情同意是否就是假冒的同意、是否不足以证明其正当性呢？

《纽伦堡守则》为知情同意之所以被认为具有正当性提　　17供了清晰的理由。它将知情同意视为一种保证和证据，以此表明所拟议的行为并未遭受任何暴力、蒙蔽、欺诈、胁迫、僭越、强制以及诸如此类因素的介入，也因此既不涉及对于身体的强制也并未对当事人的意志进行压制或者侵蚀。知情同意之所以重要，是因为它能够被用来保护受试者和患者免遭严重侵权行为（wrongs）的侵害。不过，《纽伦堡守则》对于知情同意正当性的论述已被新近的论述方式所取代，后者以一种更加彻底的方式论证了知情同意在医学临床和研究中的正当性。在后者看来，知情同意之所以必要，是因为受试者和患者的自主性必须得到尊重。[18] 为了确保自主性而需要知情同意，自主性因此被设想为构成了伦理的基础。然而，由于人们在自主性观念及其在生命医学中的重要性的问题上分歧颇深，因此，将知情同意视为旨在确保自主性，或是将自主性视为基本伦理价值，这些普遍为人接受的观点都只是涉及表象而未能触及实质。

在生命伦理学的著述中，存在着三种彼此不同而常相混淆的自主性观念。其中之一是康德所提出的原则自主性（principled autonomy）的观念。[*] 人们常常尊敬地提及这一观念，但在有关医学和研究伦理的著述中几乎从未出现，因此可以暂搁一旁。一些人求助于康德理论及其权威性，却几

18　在有关生命医学实践中的自主性与知情同意的研究中，被引用得最多的著作包括：Tom L. Beauchamp and James F. Childress, *Principles of Biomedical Ethics*, 4th Edn (New York: Oxford University Press, 1994); Faden and Beauchamp, *A History and Theory of Informed Consent*。

*　国内通行的译法是将康德著作中的"autonomy"译为自律，这或许贴近于康德思想的本意，但"autonomy"词义本身并无"自律"之意，故此处仍然将"autonomy"译为自主性。此外，也有人将"autonomy"译为"自治"，但中文的"自治"属于政治学范畴，与个人伦理意义上的"自主性"是不同的两个概念。——译者

乎总是忽略这一事实，即康德将自主性这一术语用于指称行为原则所具有的形式属性（formal properties of principles of action），而非指称个人的特性；[19] 自主性服务于所有人，它在形式上类似于法律（law-like form）而在适用范围上具有广泛的普遍性。基于上述理解，也就不难领会为什么康德认为"自主性准则"（Formula of Autonomy）是一种绝对命令（Categorical Imperative），为什么他会提出"意志的自主性（Autonomy of the will）是所有道德法则以及遵循这些法则的唯一原则"的著名论断。[20] 所谓"意志的自主性"，康德指称的是行为者所采用或者所"意愿"（wills）的实践原则的一种属性。康德认为行为者可以自由选择，但是，作出自由选择并不使其意志具有自主性：因为他律（heteronomous）——即非自主性（non-autonomous）——的行为也是自由和可归责（imputable）的。

在当代研究自主性的学者中，一些人——特别是持自

18

19　Thomas E. Hill Jnr, 'The Kantian Conception of Autonomy', 载于其所著：*Dignity and Practical Reason* (Ithaca, NY: Cornell University Press 1992), pp. 76–96; Onora O'Neill, 'Self-Legislation, Autonomy and the Form of Law', 载于：*Recht, Geschichte, Religion: Die Bedeutung Kants füˉr die Gegenwart*, eds. Herta Nagl-Docekal and Rudolf Langthaler, *Sonderband der Deutschen Zeitschrift füˉrPhilosophie* (Berlin: Akademie Verlag, 2004), pp. 13–26。

20　Immanuel Kant, (1787) *Critique of Practical Reason*, 载于康德的著作：*Practical Philosophy*, tr. Mary Gregor (Cambridge: Cambridge University Press, 1996), 5: 33. 本书采用普鲁士科学院（Prussian Academy）原版页码；原版页码标注于剑桥译本，也包括其他版本或是译本的页码。

由主义倾向者——附和康德的主张，他们声称自主性为道德（morality）提供了全部的基础。不过，他们的所谓自主性与康德相去甚远，援引康德无法为他们将自主性和道德联系起来提供任何支持。[21] 尽管康德也强调"同意"在特定语境中的重要性——这一点在其有关社会契约思想的独特论述中最为明显，但在康德的哲学中，自主性的观念发挥的是更加广泛、更加至关重要的作用，而这种自主性是任何一套知情同意的程序所无法运用的。[22]

当代人们对于自主性的论述与康德的思想大相径庭。这种论述将自主性视为一种个人属性（a property of individuals），特别是视为个人独立的一种形式。在过去的40年里，伴随着自由主义政治和经济思想的复兴，所谓个人自主性（individual autonomy）的观念声名鹊起，成为当今医学伦理和研究伦理的中心议题。我们不难理解何以那些将自主性视为与个人的独立性息息相关的人会如此紧密地将自主性与知情同意联系在一起：在他们看来，知情同意程序保护了个人选择，因而保护了个人独立，从而保护了个人自

---

21 当代学者有关自主性的解释以及基于自主性而论证生命医学实践中知情同意程序的正当性，其论述并不符合康德有关自主性的阐释；对于这种差异的系统说明可参见：Onora O'Neill, 'Autonomy: The Emperor's New Clothes, The Inaugural Address', *Proceedings of the Aristotelian Society*, supp. vol. 77 (2003), 1–21; *Autonomy and Trust in Bioethics* (Cambridge: Cambridge University Press, 2002)。

22 参见本书第四章：康德的自主性观念所表达的是一种基本责任原则；康德有关知情同意的论述为特定情况下放弃特定基本责任埋下了伏笔。

主性。就此而言，如果能够证明个人自主性是一种基本价值（a fundamental value）——最好是证明它是最基本的价值（the fundamental value），以及能够证明个人自主性将因为知情同意而得到最好的保护和实施，我们也就能够证实知情同意的正当性，证实其确为尊重自主性所必需。不过，前两点的证明很难成立。

这里存在一个问题，即许许多多的临床和研究活动都不是——也不可能——被人所选择，也因此并未为个人选择以及相应的个人自主性提供舞台。公共卫生举措旨在提供公共物品，而为任何一个个人所提供的公共物品也都必须能够以相同的标准提供给其他人。食品安全标准、空气质量标准、专业培训标准、病理或者遗传服务标准、研究伦理的程序标准等都不能因为个人是否作出选择、个人是否知情而有所变化。[23] 其他诸如以提升公共卫生与安全为目标的环境措施、非临床基因技术的应用标准，以及血库、人体组织库、基因数据库的运转等公共物品也都与个人选择无关。此外，外部性问题——例如公共政策的意外后果——也不是个人选择所能掌控的。就此而言，个人自主性并非医疗或研究伦理的唯一原则，而知情同意——所谓为个人自主性提供了保护——也并非判断某项行为在伦理上是否可接受的唯一标准。

除了供给公共物品之外，医疗和研究活动也为每一个个

23　Onora O'Neill, 'Informed Consent and Public Health', *Philosophical Transactions: Biological Sciences* 359 (2004), 1133-6.

人提供服务；在这一点上，它们可能——至少是潜在地——与个人的选择或者同意相关。不过，即便在这种情况下，诉诸个人自主性也还是不足以证明知情同意的正当性。自主性的观念不同，其各自面临的困难也不相同。一些人持有最基本的个人自主性观念，将其阐释为仅仅是——或者——纯粹是一种选择（as mere, sheer choice）；他们试图表明正是因为知情同意，才使得作为选择的自主性具有了可操作性。不过，以如此方式阐释自主性，也就很难证明作为选择的自主性是最基本的伦理原则。另外，也有一些人更加雄心勃勃地将个人自主性阐释为一种理性选择或者反思性选择（rational or reflective choosing）的形式；以如此方式阐释自主性，或许能够论证知情同意是伦理的基础，但很难阐明知情同意是如何在操作层面落实这种自主性的。

　　就上述观点而言，如果将自主性看作一个纯粹选择的问题，我们就需要思考是否所有的选择（无论这种选择多么不合理、多么缺乏信息基础）都应当受到保护；也就是说，仅仅基于人的独立性，人既可以作出好的行为、正确的选择、善良的作为、谨慎的举动，也可以作出坏的行为、错误的选择、冷酷的作为、冒险的举动。另一方面，如果将自主性看作一个理性选择或者反思性选择的问题，我们就需要论证为什么仅仅只是理性选择应当受到保护，而实际生活中的"同意"（往往既不理性也不具有反思性）也很难显现是如何在操作层面落实自主性的。

如果将个人自主性视为最基本的伦理原则，同时又认为它只是一个个人选择的问题，那么，对于这种选择的唯一限制就只能是出于保护个人自主性所必需的限制。所有不影响个人自主性的选择——多么古怪、多么自我戕害、多么令人反感、多么有辱人格——都是可以接受的，而对其进行限制则不可接受。成年人之间基于同意的任何行为都不应当受到禁止，或是被认为不可接受。这是伦理个人主义（ethical individualism）的极端形式，或是一元论形式，一些自由主义者对此表示赞同，而其他人则不以为然。后者认为各项深层次的原则（further principles）在彼此之间具有关联性，即便在完全关乎自己而不涉及伤害、冒犯或者不公正对待他人的情形下，相关行为所遵循的原则也是彼此关联的。在他们看来，即便得到当事人的同意，诸如食用对方身体、买卖对方器官、践踏他人尊严（例如扔侏儒比赛[*]，或是自愿遭受虐待）的行为也是不可接受的。[24] 他们认为，除了个人自主性原则之外，诸如减少痛苦、慈悲行善、尊重人的尊严和正义等利他主义伦理原则也同等重要，后者为特定情形下限制个人自主性提供了正当性。总之，如果个人自主性——被

21

---

[*]　扔侏儒比赛（dwarf throwing）：20世纪80年代起源于澳大利亚的一项酒吧娱乐项目，侏儒被装扮得类似于宠物，将其扔得越远者获胜。这项比赛的前身是侏儒保龄球赛（dwarf-bowling），即以侏儒取代保龄球的一项比赛，一度盛行于英国、美国、加拿大等国。——译者

24　参见：Deryck Beyleveld and Roger Brownsword, *Human Dignity in Bioethics and Biolaw* (Oxford: Oxford University Press, 2001)有关 "dignitarian" 的讨论。

视为仅仅是一个单纯选择的问题——是最基本的伦理原则，我们就应当能够证明知情同意程序是如何在操作层面落实这个原则的；然而，那些将个人自主性视为最基本伦理原则的人无法证明这一点，因而也就无法证明基于知情同意而作出的选择为医疗或者研究——甚至其他生活领域——中的活动提供了道德的万灵丹。

至于将理性自主性（rational autonomy）视为最基本的伦理原则，这一主张所面临的是全然不同的问题。人们对于理性（reason）的界定各有不同，相应的理性自主性的观念也有所不同；其中一种观点是将理性自主性视为与充分的信息、反思性评估，或是二阶欲望*条件下所作出的选择相关。[25] 在此，我们既不参与相关的复杂讨论，也不支持其中的任何一种观念；而是阐明为什么理性自主性难以为知情同意提供正当性的理由。其所面对的一个核心难点在于：与被视为仅仅关乎个人选择的个人自主性相比，理性自主性（无论何种定义）在认知能力方面提出了更高的要求。如果是以

---

* 二阶欲望（second-order desires）：即在初阶欲望（first-order desires）的基础上，通过反思而以理性的形式所表现的欲望；二阶欲望理论认为由于人类拥有反思性自我评价的能力，因而唯有人类有能力建构二阶欲望，并因此拥有意志自由。相关论述参见：Frankfurt, Harry G. 1971: Treedom of the Will and the Concept of a Person, Journal of Philosophy, 68, 1, pp. 5–20。——译者

25 John Christman, 'Constructing the Inner Citadel: Recent Work on the Concept of Autonomy', *Ethics* 99 (1988), 109–24; John Christman, ed., *The Inner Citadel: Essays on Individual Autonomy* (New York: Oxford University Press, 1989); O'Neill, *Autonomy and Trust in Bioethics*.

诉诸理性自主性的方式为知情同意寻求正当性的理由，我们也就为"同意"设置了一个更高的认知门槛，从而极大地限制了唯有获得知情同意才能开展的医学和研究活动。第二个难点在于：如果将理性自主性（无论何种定义）视为最基本的伦理原则，那么，其他的伦理价值——包括减少痛苦、慈悲行善等原则——就将不得不被视为隶属于理性自主性、必要时可以不予考虑的原则。第三个难点具有决定意义：如果我们将理性自主性视为最基本的伦理原则，那么，这项最基本的伦理原则何以最好通过知情同意程序而得以落实？我们似乎对此无从论证。在实际生活中，知情同意所保护的选择往往并不理性。

所有诉诸个人自主性（无论何种定义）的主张，都似乎难以为知情同意程序的正当性提供令人信服的理由。尽管数十年来人们不断坚称知情同意为尊重个人自主性所必需，但知情同意的正当性问题并未因为这种坚称而得到解决。

加强监管：同意制度

在医疗和研究伦理中，知情同意制度之所以日益重要，是因为人们基于这一制度而为既可能让患者遭受风险和痛苦，也可能让患者受益和免遭痛苦的介入性治疗（invasive treatment）设立标准。在过去的15年里，在有关潜在侵入性使用（potentially intrusive uses）信息和人体组织的监管制度中出现了被称为二次知情同意的要求；也就是说，即便不涉及介入性治疗，二次使用此前经由正当途径*所获取的信息和人体组织，仍需获得当事人对于二次使用的知情同意。我们将在此后章节中对此类监管制度的一些方面进行讨论。

医学临床和研究监管是一个颇为宏大的议题，已有大量研究文献对此进行了反思和批评。许多批评者认为，监管是一个过于复杂的系统，充斥着官僚化和繁文缛节，往往成本高昂、耗时漫长，时而功能失调和错乱，甚至有可能妨碍医疗和研究的发展，并因此给患者和广大的公众带来损害。[26]在这部著作中，我们仅仅检视监管中的一个有限范围，即非介入性医学活动（non-invasive action）中的知情同意监管。不过，即便是一个如此有限的范围，其内容之复杂，其立法与监管之庞杂，也还是令我们无法进行任何细致的讨论。因此，我们特别地将讨论聚焦于一点，即知情同意将对二次使

---

　　* 作者在论述信息和人体组织的二次和后续使用时强调：这些信息和人体组织均经由正当途径而获取（legitimately obtained）和持有（legitimately held）。所谓正当途径，既有合乎法律之意，也暗示这些信息和人体组织经由知情同意所获取和持有。由于本书不涉及非法或者经由非正当途径所获取和持有的信息和人体组织，因而为使行文简洁而将原文中的"经由正当途径而获取和持有的、被相关研究二次使用（secondary use）或是在后续研究中使用（further uses）的信息和人体组织"简化翻译为"后续使用的信息和人体组织"。——译者

　　26　英国的相关立法及其影响，参见：Charles Warlow, 'Over-regulation of Clinical Research: a Threat to Public Health', *Clinical Medicine* 5 (2005), 33–8 for an overview of effects of UK regulation.

用信息和人体组织产生何种影响。

数据保护立法——例如英国的《1998年数据保护法》（*UK Data Protection Act 1998*）——通常有此规定，即任何 23 可被归类为个人或者敏感信息的信息——包括个人身体状况和医疗信息以及生命医学研究中所涉及的个人信息，即便它们经由正当途径所获取和持有，其二次和后续使用也必须获得"数据主体"（data subject）的同意。[27] 人体组织立法——例如英国《2004年人体组织法》（*Human Tissues Act 2004*）——也有类似的规定，即将经由正当途径所获取和存放的人体组织用于二次和后续使用以及研究，必须获得当事人（或其近亲属）的同意。基因隐私立法——例如近年来美国国会所讨论的众多法案[28]——通常也提出类似的要求，即将以知情同意为基础的法律监管（consent-based regulation）适用于——经由正当途径所获取和登记的——遗传信息的二次和后续使用中。诸如此类的立法和监管旨在扩大知情同意的制度范围，使之得以从介入性干预（invasive intervention）的领域延伸至潜在侵入性干预的活动领域，而无论后者是否实际具有侵入性。

以上述方式扩大知情同意的制度范围，将面临前文已

27　本书第五章将详细讨论数据保护立法以及"信息隐私"的议题。

28　与基因隐私及其法律地位有关的法律提案，可参见：US National Institutes of Health, *Privacy and Discrimination Federal Legislation Archive.* http://www.genome.gov/11510239。

有所提及的这些难点。我们没有理由作此假设，假设将知情同意的制度范围从介入性治疗和研究活动延伸至非介入性活动的领域不存在任何问题；我们没有理由作此期待，期待在某些领域实施明示和具体的同意将比其他领域更加可行；我们也没有理由作此猜想，猜想只要诉诸自主性就能够为知情同意的正当性提供更有说服力的理由。相反，我们有充分的理由认为：在二次和后续使用信息（包括遗传信息）和人体组织的问题上，日益趋于详细的"同意制度"将面临更多的困难。

其中一些困难是显而易见的。如果试图将信息的二次和后续使用置于知情同意的制度要求之下，我们就需要挑选出哪些种类的信息可予适用这些制度要求。是医疗信息、个人信息、敏感信息吗？诸如此类的信息分类颇有问题；对此，我们将在第5章进行讨论。即便这些问题可以得到解决，在患者和受试者的数据保护问题上，相应的制度要求也还是过度的。如果禁止二次和后续使用任何经由正当途径所持有的信息，患者（医生的诊疗活动将因信息使用的限制而受到影响）和公共利益（医学研究将因信息使用的限制而受到限制）都将面临损害。

人体组织的二次和后续使用也面临类似的问题。除非在人体组织的后续使用中，每一次使用都能够获得当事人的同意，否则，经由正当途径所持有的人体组织的任何后续使用都将遭到禁止；毫无疑问，这将对患者（医生将无法对类似病情下的人体组织进行比对）和公共利益（因为禁止将"剩余"的人体组织用于研究，而不得不将之作为医疗垃圾予以废弃）造成损害。

上述困难似乎可以通过获得必要同意（requisite consent）的方式予以克服。然而，如果数据和人体组织的每一次后续使用都需要获得当事人的同意，如此的制度设计就为当事人设置了极高的认知能力门槛，同时为临床医生和研究人员设置了极高的行政（和财务）能力门槛。

结　论

本章所讨论的系列问题源于这样一种过程，即人们试图推动知情同意成为决定医学和研究活动是否在伦理可予接受的核心要素。行文至此，我们尚未对所提出的问题进行任何系统诊断，也尚未对所提出的问题提出任何解决方案。不过，本章的铺垫已经表明，这些困难是巨大的和棘手的。我们需要知道应当怎么做。

我们可以有所选择。[29] 第一个选项是无视所面临的问题，25 无视同意及其过程普遍不符合相应的标准这一事实。尽管存

29　Dawson,'What Should We Do About It'. 作者认为需要基于以下选项作出选择：（i）因为无法满足知情同意的制度要求而停止开展研究；（ii）在继续开展相关研究的同时对实际上未能达到相应的伦理标准保持沉默；（iii）也是我们认为最有希望的选项，即检讨和修订既有的知情同意程序。

在所有这些问题，但我们可以假装当前的临床和研究活动符合知情同意所设定的标准，并将此状况一直延续下去。这是一种体制性的虚伪（systematic hypocrisy），我们对此毫无兴趣。

第二个选项是努力达到当代所设定的知情同意标准。倘若如此，我们需要作出一些彻底的改变：在临床诊疗中，我们需要将范围更加庞大的一部分患者归类为缺乏同意能力者，也就是事实上承认这些患者不能给予真实的同意（一个可能的选择是拒绝为他们提供治疗）；在临床试验中，我们需要确保所有的同意都能真正达到所设定的标准，否则，任何潜在的受试者不得参与试验；我们需要确保受试者都能够真正理解研究计划——包括理解随机抽样或者所使用安慰剂的性质和意义，确保他们真正掌握现代医学研究的相关科学背景、机构脉络和资金渊源，否则，任何计划中的临床试验不得进行；我们需要确保信息和人体组织二次和后续使用的任何新的构想都必须获得信息或者人体组织主体的"重新同意"，否则，与之相关的任何回溯性研究均不得开展。上述做法的后果是：许多患者将被视为没有同意的能力；医学研究将受到极大限制；回溯性研究和人口研究将或多或少地陷入停滞。

以上泛泛所提的两个选项都不具有吸引力。不过，我们还有第三个选项，即以一种更加根本的方式重新思考知情同意，从而探寻一条既可行又合理的知情同意的发展路径。我们将在本书以下篇章提出和讨论相应的主张：首先，我们将对告知（informing）和信息——而非同意——进行讨论；其次，是对同意作出更加有节制和更加合理的解释；最后，是证明我们在同意问题上所提出的更加温和的观点的正当性，阐明这一观点将对信息和人体组织的二次和后续使用产生何种意义，并阐明这一观点将对生命医学中的信任和问责（accountability）等更加宏大的议题产生何种意义。

第二章　信息与沟通：偏离于行为之外

我们认为当前的知情同意观念存在问题，并认为有必要对其在生命医学活动中的作用重新予以思考。不过，具体说来，我们应当如何重新思考？当前人们思考知情同意的路径之一，是聚焦于其苛刻的制度要求所赖以立足的伦理正当性基础；不过，如此依赖于所谓尊重生命医学伦理中的个人自主性，其主张的逻辑一致性或可受到质疑。[1]此外，如果我们采取结果主义*的路径，也可以聚焦于当前知情同意程序的成本和影响，并由此认为在某些情况下知情同意的成本超过了收益。

───────────

1　非自由主义（通常是反自由主义）倾向的生命伦理学论述常常强调诉诸自主性所带来的局限。相关论述大多持社群主义（communitarian）、宗教或是保守立场；例如：Daniel Callahan, 'Can the Moral Commons Survive Autonomy?', *Hastings Center Report* 26 (1996), 41–2; P. Wolpe, 'The Triumph of Autonomy in American Bioethics', 载于：R. Devries and J. Subedi, eds., *Bioethics and Society: Constructing the Ethical Enterprise* (Englewood Cliffs, NJ: Prentice Hall, 1996), pp. 38–59; Leonard R. Kass, *Life, Liberty and the Defence of Dignity: The Challenge for Bioethics* (New York: Encounter Books, 2002)。

*　原文为"consequentialist"（结果主义者）。结果主义（consequentialism）认为是非标准是由实际产生或是可能产生的结果决定的；最主要的代表人物及其学说是边沁的功利主义。——译者我们倾向于采取一条更加激进的路径，即向读者揭示：当前人们有关知情同意的思考是建立在对于信息与沟通的性质和重要性的扭曲观念的基础之上。我们认为，当前有关知情同意的思考隐含了两种不同的扭曲框架：前者是近乎依赖性地将自主性作为知情同意的正当性基础，这一部分的讨论将在本书第四章展开；后一种扭曲更加普遍，它源于我们在思考和讨论信息与沟通时所采用的一种隐喻框架（metaphorical framework）。当代人对于信息的思考掩盖和遮蔽（downplay）了沟通与信息的许多重要元素，其中包括这样一个事实，即沟通与告知是一种特定类型的行为（action）和相互作用（interaction），其活动是由某种规范体系所决定并据此而决定成败。我们将在本书第三章揭示这些为人所遮蔽的元素，并提出——我们所认为的——对于信息与沟通的更加恰当的解释，从而全面地解释信息与沟通是如何通过相应的行为和相互作用而得以实现的。我们对于信息与沟通的思考与上述扭曲框架截然不同，这是我们重新思考知情同意的基本前提，也是我们批判性地反思当代有关信息与沟通的规范性议题的基本前提。

构想知情同意

当前生命医学领域所运用的知情同意程序提出如下要

求，即特定行为人 *（研究人员、临床医生、遗传问题法律顾问等）应当向特定对象（潜在的受试者、患者、决定是否进行基因检测的人）披露与特定事项（拟议中的研究计划、医疗方案、相应的成本和收益、风险与替代方案）相关的信息。当前人们持有一种标准的观点，即知情同意之所以必要，是为了尊重个人的自主性，而披露"信息"的义务之所以理所当然，是因为这些义务保护和强化了个人对于决定的作出。据此而言，伦理上至关重要的是患者或者受试者的选择或者决定：选择其所倾向的行动以及决定是否采取相应的行动；唯有尊重个人选择，相应的生命医学实践才在伦理上站得住脚，而对加诸自身的行动缺乏足够了解，受试者或者患者将无法恰当地对是否同意实施相关行动作出决定。如此看来，临床医生和研究人员理应向患者或者受试者公开或是提供其自主作出决定所需的信息，理应等待患者或者受试者基于所披露的、充分而恰当的信息而自由自在地作出决定，并仅仅在其所决定的范围之内采取行动。

当前人们普遍持有的上述思路凸显了若干假设，我们将28 对此一一论述。以下逐一列出这些假设，其先后顺序并不表明它们在重要性上有何差别。

---

　　* 　行为人：原文为"agent"，其隐含了两层含义：一是指具有认知和行为能力并在行动中展现这种能力的行为人；二是暗示本书所指的行为人（医务或者研究人员）是患者或者受试者与其所同意或者拒绝同意的诊疗或者研究计划之间的中介，是患者或者受试者实施其所同意计划的代理人。为使行文简洁，本中译本简称为行为人。——译者

假设 1：信息分类

　　人们在谈论知情同意时往往持此假设，即有必要向患者或者受试者披露某些种类——即与特定事项相关——的信息，而无须披露与其他事项相关的其他种类的信息。[2] 这一假设看似完全合理：临床医生和研究人员没有必要将其所能告知的一切向患者披露；倘若有此规定，则不免荒谬。以往的医生只要认为信息足够重要，或是认为出于礼貌或者其他原因，是有可能将所拟议的医疗干预告知患者的。时至如今，知情同意程序已被纳入临床医生和研究人员的专业守则，其中所设定的观念是医生和研究人员应当向患者或者受试者"披露"某些种类的信息。不过，诸如此类的专业守则并没有对何种情形下应当披露何种信息作出严格区分，而是承认不同的干预方案和不同条件下所需披露的信息有多有少、有所不同：例如，如果治疗或者研究干预存在严重的副作用风险，通常就会要求专业人员将与此副作用有关的信息充分而翔实地向当事人披露；而倘若所面临的只是一项微创手术，则无须披露过多信息。[3]

　　2　例如，有学者指出："当前的行为准则是要求研究人员按照信息披露清单提供信息；无论潜在的受试者是否要求，研究人员均有义务披露这项信息——以此确保受试者的同意具备信息基础"；相关论述参见：T. M. Wilkinson, 'Research, Informed Consent, and the Limits of Disclosure', *Bioethics* 15 (2001), 341–63 (p. 343)。

　　3　我们将在本书第三章揭示所谓披露每一条信息的要求不具有可行性：完全具体的同意以及相应的信息披露要求不具有可能性。

　　然而，尽管信息披露的制度要求千变万化，却从未影响这样一条基本假设，即可以基于信息的内容而对其进行分类：例如，哪些可以归类为医疗或者研究风险信息，哪些是相应的后果或者替代方案、诊断或者病情预断、这个或者那个病人、这一组或者那一组受试者的信息。我们的讨论并不旨在提出一份完整的清单以罗列不同情况下应当披露哪些种类的信息，而是旨在——在本书第三章——证明：所谓根据信息的内容而对信息进行分类的假设看似无害，实则隐藏了一系列问题，这些问题令当前对于知情同意的实施更趋复杂。

　　假设2：第一位信息义务

　　当前的知情同意程序设定隐含的另一个假设是：诸如临床医生、研究人员等特定行为人应当遵循特定的方式使用其所掌握的信息；特别是应当只能向可能受到影响的人披露相关信息，而不能向其他无关者披露信息。不过，信息披露并非仅仅涉及是否可以"访问"（available）：例如，对于某项医疗干预的效果及其风险，受试者或者患者是可以以诸如阅读医学教科书、搜索互联网等诸多方式"访问"相关信息的。我们不妨想象一个与当下所处世界完全不同的世界：在这个想象的世界，独立自主被认为是最基本的原则，人们认为患者在接受治疗之前，应当主动了解相关医疗干预可能产生的风险和后果；患者因此承担了获取信息的义务，他们必须签署一份文件，声明自己对所拟议的干预有足够的了解，并表明基于这种了解愿意（或者不愿意）参与其中。在这个想象的世界中，研究人员和临床医生不再承担如此严格的信息义务，他们不需要向患者或者受试者披露信息，他们所做的只是确保相关信息可以得到"访问"（而非犹如商业机密或者未发表的研究结果那样不可访问）。

让受试者完全承担查找信息的义务不具有可行性。在实践中，研究人员必须招募具有特定特征的受试者，而后者对其自愿参与的研究计划一无所知；除非可以在受试者不知情和不合作的情况下进行研究（这将导致其他伦理问题），否则，研究人员就必须将相关事项告知受试者：例如，研究人员所拟议的研究计划，希望（潜在）受试者考虑参与的项目，试验可能具有的程度以及可能产生的影响，等等。同样，让患者完全承担查找信息的义务也不具有可行性。确实，通常情况下都是患者主动去看医生；但之所以如此，是因为患者不知道自己出了什么问题，同时也希望获得诊断。此外，我们在身患疾病时往往没有精力或是没有能力亲自了解和清晰地思考相关事项，也因此无法（或是暂时无法）查找和领会复杂的信息。

尽管以上所述只是出于想象，却凸显了当前人们在思考知情同意时依赖于一个假设性的前提，即应当让临床医生和研究人员承担一种相当特殊的义务：这种"信息义务"旨在传递或者披露与某些事项——而非其他事项——相关的信息，而其所适用的也仅限于（特定的）患者和受试者。临床医生没有义务将详细的化疗风险信息告知所有人；如果存在此类信息义务，也是应当予以废除的。对于不省人事的患者或是三个月大的婴儿患者来说，向其披露他们无法理解的诊疗信息徒劳而且荒谬。总之，第一位信息义务（first-order informational obligations）设定应当由某些（而非其他）行为人承担在特定情况下披露或者传递（某些种类的）信息的义务，而此义务能否得到履行则在事实上取决于一系列可能满足也可能无法满足的条件（enabling and defeating conditions）。唯有满足特定条件时，第一位信息义务才有可能得到履行。人们对于履行第一位信息义务所须满足何种条件的讨论引发了大量争论，尤其是大量文献探讨了在知情同意程序无法实施的状态下如何确定伦理上可接受的行为。这些讨论或许老生常谈，却有助于我们厘清在讨论知情同意程序时所需要以及不需要考虑的因素。

31　　假设3：第二位信息义务

当前的知情同意程序设定通常设置了范围广泛的第二位信息义务（second-order informational obligations），并试图以此强化和确保第一位信息义务的落实。第一位和第二位信息义务之间的区别显而易见：临床医生向患者披露信息的义务是第一位信息义务，而确保以特定方式履行该义务的信息义务是第二位信息义务。例如，创建和保留（签名、证明等）知情同意记录的义务就属于第二位信息义务。第二位义务是衍生性的义务：这些义务对应于第一位义务的相应部分，其目的旨在确保以及让其他人知道（例如）以特定的方式实现了第一位义务。如果研究人员是以在受试者耳边轻声低语的方式告知其相关研究计划的详细信息，那么，研究人员所履行的是向受试者告知信息的第一位信息义务，而未能履行相应的第二位信息义务以便让其他人（雇主、研究资助者、伦理委员会）知道告知信息的第一位义务已经得到履行。上述未能履行第二位信息义务的做法可能被视为不专业，同时，也可能在日后给受试者和研究带来诸多的不确定性。

就此而言，临床医生和研究人员既承担了向患者或者（潜在的）受试者告知特定事项的第一位信息义务，又承担了相应的第二位信息义务以确保他们以其他各方所知道的方式告知信息并获得了同意。尽管当前有关知情同意的讨论很少关注第一位和第二位信息义务的区分（人们普遍关注于第一位信息义务），但这一区分事实上相当重要，我们将在以下篇章的讨论中反复提及。

假设4：目的与正当性

知情同意是一种复杂的社会与沟通交互活动，而当前对其要点和目的的讨论只是凸显了一种解释，即将知情同意交互活动视为只是向当事人提供或者披露相关信息并以此作为 32

当事人自主作出决定的基础。然而，知情同意交互活动的目的并不仅限于为当事人作出决定提供所需要的材料，它所服务的目的多种多样。其中一些尤其明显：例如，正如许多人所指出的，知情同意程序的功能之一是确保医生和研究人员免遭日后的法律诉讼，而这又与相应的第二位信息义务息息相关。

知情同意交互活动也有助于实现其他一系列目的：例如，临床医生与患者或者研究人员与受试者之间的相互沟通对于彼此建立信任至关重要。[4] 不过，在这种情况下，"披露"哪些信息并非唯一重要之事。即使患者对于所披露信息的内容不理解或者不甚理解，他们也可能仅仅因为"临床医生没有对我隐瞒什么"而（理所当然地）认为对方值得信任。知情同意交互活动的另一个目的是向患者表明临床医生有理由采取某些措施；与患者沟通并告知相应的理由也会激发患者的信心。相比之下，如果临床医生没有意愿或者没有能力对其所采取的措施作出解释，这名医生就很难赢得患者的信任，也很难令其产生信心。在某些情况下，患者如何作出决定并不以知情同意所披露的信息为基础，而是以自身所拥有的有关沟通行为、说明理由的行为、对他人表示尊重的行为的背景知识为基础。由此可见，一个单一的知情同意交互活动可以服务于多种目的；而知情同意程序之所以极其重

---

4 参见本书第六章。

要，也是出于各种各样的理由，而非仅仅因为知情同意为当事人作出决定提供了必要的信息。

值得注意的是，只要是将"尊重自主性"视为知情同意的正当性基础，我们就不免过于专注或是过于凸显"尊重自主性"这个单一的特定目的，而倾向于忽略了知情同意作为复杂的沟通交互活动所服务的其他目的；我们就不免过于专注信息从一方主体向另一方主体的"披露""传递"或者"转移"，而倾向于认为临床医生和研究人员拥有不为患者和受试者所知的有关干预方案（及其风险、成本、收益等内容）的信息，而患者和受试者唯有需要或者获得了这些信息才能对是否"授权"实施相关干预方案作出决定或者选择。临床医生或者研究人员因此承担了向患者或者受试者披露其所掌握的信息的义务，以便后者作出"有效的"决定并给予相应的"知情"同意。

基于上述思考框架构建知情同意，本书第1章所概括的知情同意的四个方面的变化就在所难免。我们应当尊重个人自主性，但是否就此应当将知情同意延伸至新的领域？知情同意中的信息披露为当事人作出决定提供了必要的信息，但是否就此必须披露越来越多、越来越具体的信息，而披露更多和更加具体的信息是否必定为作出更多和更好的选择提供支持？如果患者未能获取相关干预计划的具体而详细的信息，患者将如何作出决定呢？就此而言，知情同意不可或缺；如果没有知情同意，我们将回到或是有风险回到《赫尔辛基宣言》诞生之前（更糟的是回到《纽伦堡守则》诞生之前）的世界：临床医生和研究人员或是出于医学家长制观念，或是出于其自身的怠惰，或是出于更加险恶的原因而经常性地向患者和受试者隐瞒信息。没有任何人想要回到这样的世界。

也许，"重新思考"知情同意这一提法本身就存在问题，甚至无法为人所接受。如果患者和受试者唯有掌握了信息才能作出决定，那么，考虑到本书第1章所提及的诸多问题，最好的做法就是探索和引入更好的方式以便向患者和受试者披露或者传递信息。然而，尽管人们已作出大量的努力致力于改进知情同意程序，但本书第1章所讨论的问题的广度和难度依然存在；这表明所谓以更好的方式披露信息将是困难重重。

扭曲的两个层面

我们相信"重新思考"知情同意是有可能的和有所裨益的，而此"重新思考"既无需提倡或者支持恢复家长制式的临床诊疗作风，也无需回到《纽伦堡守则》或者《赫尔辛基宣言》之前的医学研究世界。

首先需要注意的是，当前思考知情同意的所谓标准方式从两个层面扭曲了知情同意。第一个层面的扭曲基于这样一个假设，即知情同意的正当性源于它是个人自主性的保障手段。当前有关知情同意正当性的标准论述所强调的：是信息（从研究人员或者临床医生向受试者或者患者）的传递或者转移；是将信息视为当事人作出决定所需要的材料；是坚定地认为个人的决定（自主的选择）应当受到尊重。以上述方式思考知情同意，其后果是掩盖或者遮蔽了知情同意交互活动的复杂性及其所服务的众多目的，并因此而扭曲了知情同意。知情同意交互活动之所以具有伦理上的重要性，其原因多种多样，所呈现的方式多种多样，并不仅限于它是实现"自主选择"的工具；对此，我们将在本书第四章进行讨论。

至于当前知情同意的思考中所隐含的第二个层面的扭曲，我们将在本章接下来的部分以及第三章中予以重点讨论。这个层面的扭曲并非源于对于知情同意程序的正当性的论证，而是源于我们对于信息与沟通的根深蒂固的认识。

信息的形成与偏离

作为行动和内容的信息

"告知"（inform）的本义是赋予某物以形式：确立形状；给予排列；进行更改；例如，雕塑家对于黏土的告知，是将用双手对其进行塑造。英语中的"inform"使用范围较窄，可被用于"instruct"或者"educate"的同义词：老师对于学生的告知——作为一种隐喻——是将知识注入他们的心灵并以此塑造他们、使之成型。"信息"是一个抽象名词，以往被用来表示告知的过程或者活动，其用法与"形成"（formation）相似：后者表示形成（forming）的过程［我们不妨比较："她对于联合国的形成（formation）起到了关键作用"和"她对于学生的知识成长（information）起到了关键作用"］。就其现代意义而言，"信息"（information）的词根是一个抽象名词，意指某种沟通行为（communicative action），其中——正如沟通（communication）所做的那样——言说者（speaker）有意为之并且成功地让另一方获悉了某些事项。

不过，当代英语中的"信息"并不主要用于指称沟通行为或者告知行为。当前，人们主要是将此术语作为一个元语言术语（metalinguistic term），用于指称告知过程中所传达的内容：思想、知识、考虑或者沟通的内容。值得注意的是，尽管"信息"一词的用法已经改变，但"沟通"并未由此发生转变，迄今仍然主要用于指称沟通的行为，而非沟通的内容。[5]

管道/容器的隐喻

当我们将信息作为沟通的"内容"或是作为被获取之物、存储之物、传达之物、传输之物、接收之物、访问之

5　不过，"沟通"（communication）一词的用法或许也正在发生相同的转变。此处我们所用的是复数形式的"沟通"（communications），是指所沟通的内容而非沟通的行为。

物、隐藏之物、保留之物而予以讨论时，我们就用到了一系
列隐喻*。我们并不觉得这些隐喻有何不妥，因为它们已经
深植于日常人们对于沟通的讨论中。这些隐喻尽管形式各
异，却拥有一个共同的思想主旨，即迈克尔·雷迪（Michael
Reddy）所说的沟通的管道隐喻（conduit metaphor）。[6]管道
的隐喻将沟通视为对于物质的传输或者传递，这些物质拥有
含义、观念、信息或是人们通常所说的内容，并被放置在语
音、文本、电子邮件、硬盘和光盘中。[7]管道的隐喻凸显了沟

---

  * 隐喻（metaphor）：我们通常将隐喻视为一种文学修辞手法，殊不知隐
喻往往在无形中塑造着我们的认知和思想。——译者

  6 Michael Reddy, 'The Conduit Metaphor: A Case of Frame Conflict in
our Language about Language', 载于：A. Ortony, ed., *Metaphor and Thought*
(Cambridge, Cambridge University Press, 1979), pp. 284-324。作者指出我们在
使用管道/容器的隐喻时所表达和强调的对于沟通性质的认识："（1）语言的功
能犹如管道，旨在实现思想从一个人向另一个人的传递；（2）人们在写作和言
说的过程中将思想和感受注入文字；（3）文字包含了思想或是情感，并通过向
他人的传递而完成传递的过程；（4）人们在倾听或是阅读的过程中再次从文字
中提取其所包含的思想和情感。"（第290页）。此外，可参见：Ronald E. Day,
'The "Conduit Metaphor" and The Nature and Politics of Information Studies',
Journal of the American Society for Information Science 9 (2000), 805-11。

  7 我们需要注意信息的管道隐喻是一个宽泛的思想框架，其中包括其他
诸如此类的隐喻：例如，运输喻（信息被"车辆"所"携带"）、邮政喻（"消
息"被"存储""发送""交付"和"接收"）、传输喻（"信号"沿着"线路"
而得以"传输"）、广播喻［信息"张贴"于互联网（如同布告栏）或是向所
有人"广播"］。这些隐喻中的每一个隐喻都包含了信息的管道隐喻的核心元
素，特别是包含以下观念——即沟通是"意义"（消息、信号、信息）从一方
主体（发言者、发货人、广播者）向另一方主体（听众、收货人、接收者）运
行（张贴、传送、送货、转播、传输）的过程。更加细致的论述参见：James
Carey, *Communication as Culture* (New York: Routledge, 1990)。

通的动态方面，即移动或者传递了内容。以管道的隐喻为内核的系列隐喻同样被用于讨论人与人之间的思想传递以及设备与设备之间的数据传输。

管道的隐喻与另一组隐喻密切相关；后者同样拥有共同的思想主旨，其所凸显的是沟通的"静态"方面。这组隐喻可被称为容器的隐喻，它将信息视为被放置于某地，因而被容纳于文本、展示台或是人们头脑中的物质；信息因而被看作人们可以拥有之物，是容纳于信号、消息、文本、光盘中的物质。这两组隐喻——管道和容器的隐喻——相辅相成，它们将信息视为彼此一个个"分立"（discrete）的组块（或是"数据包""消息""信号"），将信息的沟通视为将物质从一个容器向另一个容器传送的过程。例如：言说者将其头脑中的信息（言说者所"拥有"的物质）"注入"文字（存储于硬盘或者图书馆），然后"传递""披露""透露""传达"给"接收者"，或是由"接收者"以某种方式"访问"这些信息。如果拥有天时、地利、人和，接收者就能够"收到"这些信息、"拥有"这些信息、在思维和行动中"使用"这些信息，或是"存储"这些信息甚至有选择地向其他人"传递"这些信息（向他人传递信息可能违反保密协议）。

这些隐喻塑造了我们思考和谈论知情同意的方式，我们因此认为患者不拥有作出有效决定所需要的信息；一旦需要作出有效的决定，患者就有必要获取相应的信息，而拥有此类信息的临床医生就有必要向患者传递或者披露信息（而非——例如——隐瞒信息）。基于容器和管道的隐喻，我们认为知情同意所要求的是信息从一方主体向另一方主体的传输或者披露。

容器和管道的隐喻直接塑造了我们对于沟通的思考。不过，这种影响也有间接却极其重要的一面：这些隐喻同样为通信数学理论（mathematical theory of communication）所采用，并至少部分地为"信息技术"或者"信息和通信技术"的技术工作者们所熟悉。通信数学理论所采用的是量化的信息观念，即以数位（bits）和字节（bytes）为单位，并基于——同样塑造了我们对于沟通的日常认知的——管道/容器的隐喻构建通信理论。将信息视为可以量化、可以测算、可以通过"管道"得以"存储"和"传输"的物质，诸如此类的说法在当代生活中无处不在，并因此让管道/容器的隐喻深入人心（从而维护这一思考信息和沟通的特殊方式）。

上述思考信息的方式产生了广泛的影响。人们日常所使用的"信息"是一个认知概念，指称某人所知晓之物，或是通过诸如告知（使其他人知晓）等（认知）言语行为所沟通之物。在这个意义上，信息是"语义"（semantic）的——即关于事物的。相比之下，通信数学理论所使用的是非语义、非认知、定量的信息概念：所谓一个信号包含一个"数位"的信息，这只是对于可能性的一种测算，或是旨在降低 38

所传输信号的"不确定性"：犹如我们抛出一枚硬币，它会以两种可能性中的一种掉落地面。抛硬币"包含"一个"数位"的信息，但这一信息与任何事物无关。就此而言，非语义的信息只是一种"降低和减少不确定性"的方式，而不宜被用于对知识与沟通的内容进行讨论。

上述内容将在本书第六章予以详述，届时我们将揭示：管道／容器的隐喻以及20世纪50年代深受通信数学理论影响的分子生物学如何塑造了当代人们对于遗传信息的思考。

管道／容器的隐喻掩盖了什么

这些深植于人们头脑中的隐喻看似与阐释知情同意所涉及的规范问题无关，实际上却存在颇多关联。

研究隐喻的语言学家们强调一个观点，即隐喻以一种含蓄——特别是在凸显某些事物的同时掩盖或者遮蔽其他事物[8]——的方式建构我们的思想。就此而言，我们可能熟悉并常常运用管道／容器的隐喻，但未必意识到这样一个事实或者方式，即这些隐喻影响了我们思维。例如，当讨论如何让人理解或者接受某一想法时，我们首先是假设某物——

8　例如，'Metaphorical Systematicity: Highlighting and Hiding'，载于：George Lakoff and Mark Johnson, *Metaphors We Live By* (Chicago: University of Chicago Press, 1980)。作者以本书本章注释6所阐述管道隐喻为例，说明隐喻是如何在凸显某个过程的某些方面的同时掩盖其他方面的。

例如一个想法或者内容——已经存在，然后是将其传递出去。当讨论传输或者传递某物时，我们所表明的是所传输的物独立自存于传输的过程（我们将物质的创造、产生或者生产与其传输分割开）。我们对于隐喻的使用因此衍生出特定的推断或者隐喻蕴涵（metaphorical entailments）：如果与某些事项相关的信息可以经由沟通的过程而得以传输——而非生成、协商、构建或者生产，我们也就可以推断存在着与其他事项相关的物，这些物同样能够被拥有、存储、传输、传播，等等。不过，对于言说者来说，他们未必能够看到管道/容器的隐喻所衍生出的蕴涵，也未必能够看到隐喻对其思想构建的影响。这种影响隐含在隐喻的运用过程中，而非明晰地呈现为理解和讨论沟通的一个部分。

　　管道/容器的隐喻凸显了沟通的某些方面——或者说是凸显了某些类型的沟通的某些方面——并以此塑造着我们对于沟通的思考和讨论。所谓沟通，被认为是人与人之间语义内容（semantic content）的"传输"；也就是说，特别是在管道/容器的隐喻看来，沟通似乎是言说者将一些确定的、脱离语境的、具有外延引申性的"物品"传递给了听闻者。[9] 然而，真实的沟通并非如此。如果我们（基于管道隐喻）将

　　9　外延引申性是指一个主张的真实性并不取决于该主张所涉及的对象是如何被描述或使用的。它与本书第一章中所提到的参照不透明性形成鲜明对比。如果我们将一切信息都视为具有外延引申性，则将忽略或是遮蔽信息与包括信仰和意图在内的命题态度之间的基本联系。

39

沟通视为信息的传递、披露、传播甚至交流，我们就极大地忽视了深植于沟通活动中的丰富的承诺（commitments）与能力（competencies）背景的重要性。

例如，正在上班的汤姆问他的同事苏："你看到简了吗？"苏答道："哦，她去银行了。"苏"传递"了什么信息？就其回答本身而言，这句话可能具有多重意涵：代词"她"可以指称任何女人；"去"一词并未说明简（如果"她"所指称的是简）何时去了银行（上周？一年前？）。至于英文的"银行"（bank），也是模棱两可：金融机构？河岸边（bank）？还是其他"银行"（血库？智库？数据库？）？苏为什么说这些？汤姆的问题是苏是否看到简。汤姆之所以问这个问题，可能出于多种原因：例如，可能是在测试苏的视力，也可能是在考验她是否说谎。

我们需要了解的是：苏之所以如此回答，既是出于她对谈话背景的了解，也是出于对汤姆问此问题的实践承诺（practical commitments）和认知承诺（cognitive commitments）的推测（"汤姆不知道简在哪里"；"汤姆想知道简在哪里"）。[10]同样，汤姆对苏也有所推定：她是诚实的；她不会毫无根据地回答简去哪儿；如果简不寻常地去了河岸边，苏

10　本书第三章将详述什么是"实践承诺"（practical commitment）和"认知承诺"（cognitive commitment）。此处仅简要说明："实践承诺"是行为人旨在作出或是引发特定事项的承诺，"认知承诺"是行为人旨在认知事物特定存在方式的承诺。

一定会提及这个奇怪的事实，等等。告知的行为（以及更加普遍意义的沟通）唯有发生在丰富的实践和规范框架内才能成功；在这个框架内，言说者和听闻者（a）拥有特定的实践和认知承诺，（b）彼此了解对方的认知和实践承诺，（c）遵守并且按照相关的沟通、认知和伦理规范行事，以及（d）推测对方也将按照此类规范行事。这是沟通活动的基本内核，却被管道/容器的隐喻掩盖或是彻底遮蔽了。

我们已经看到了"信息"所经历的语义偏离：从最初指称某种行为偏离为指称行为的内容。在我们看来，人们日常所依赖的管道/容器的隐喻掩盖了这一语义的漂移：管道/容器的隐喻所凸显的是沟通和理解的内容，而非沟通和理解的行为本身。将"信息"一词用于指称"所告知的内容"自然没错；但是，如果过分或是不恰当地依赖于管道/容器的隐喻，则将面临风险，因为这些隐喻"掩盖"或是让我们忽略了沟通的诸多核心特征。

管道/容器的隐喻掩盖沟通的诸多特征，而我们无法在此一一列举所有被掩盖的特征。以下仅仅简要谈及沟通的八个特征，这些特征常常为管道/容器的隐喻所模糊或是忽略。

告知取决于语境

人们在告知行为中沟通了什么——即信息，这既取决于告知行为所发生的语境，同时——更加重要的是——也取决于告知行为的参与者如何认知这一语境。这里存在两个要点：第一点具有普适性，即告知——至少是日常意义的告知——需要借助于其他的人类行为而得以完成，其中包括用以探寻知识、发现事实、验证假设、向人诉说、让人知悉，以及作出陈述和断言的言说行为。就此而言，人们在沟通交互活动中实际传输、披露、获取、传递了哪些信息，取决于他们想要做什么以及有能力做什么。第二个要点是：正如上述汤姆和苏的日常沟通事例所展现的，告知行为也取决于沟通交互活动的参与者相信什么以及彼此期待什么。就此而言，信息并非是独立于语境地流动在人与人之间的"物品"。

告知依从于规范

我们的论述可能让告知和沟通显得格外罕见和艰难。倘若沟通如此复杂，我们究竟是如何相互沟通、相互传递或者获取信息的呢？沟通确实复杂，但并非没有规制或是随心所欲。孩子们在学说一门"自然"语言（例如英语或者阿拉伯语）时，他们所学习的是如何遵循一系列内涵丰富的规范并以此塑造自己的行为，包括如何发音，如何在指称不同对象时运用声音（或音调），如何微妙地运用复杂的语言结构并以此达到各式各样的目的（例如，学习如何提问，学习区分疑问句、陈述句和祈使句）。学习语言绝非单个人就可以完成。学习语言就是学习沟通，学习参与一种——受到规范约束的——社会活动。在学习沟通的过程中，我们默契地了解到其他人也基于同样的规范塑造自己的言语和沟通。除非言说者和听闻者彼此遵守和遵循相互接受的认知和伦理规范，否则沟通不会成功。如果言说者不按照必要的规范塑造自己的沟通行为，他们就不可能与他人开展沟通。如果听闻者怀疑或是不信任言说者，认为言说者违背了认知或者伦理规范——例如撒谎、误导或是东扯西拉，听闻者就可能不听——更不用说接受——言说者的话语：言说者无法对一个完全不信任自己的听闻者作出告知的行为。如果仅仅将沟通视为人与人之间信息的传输或者流动，我们也就隔断或是忽视了沟通所置身其中的丰富的规范语境；对此，我们将在后面的章节中予以详述。

告知具有命题性质

告知行为的独特性也在于它具有"命题"（propositional）性质。这是什么意思呢？所谓命题，一个简单的理解方式是将其视为所提出的主张；人们通常以陈述、断言、声称或者否认等方式提出某个命题。命题是针对某物所作出的声明或者陈述；命题可能真也可能假。描述性命题（descriptive propositions）不一定真，但它们可以真（也可以假）。

实践性命题（practical propositions）所提出的是一种实践主张：例如，医生告诉患者应当定期锻炼，或是要求受试者回答若干问题。实践性命题没有真假之分，其功能在于指导行动：例如，询问、建议或是要求采取某项行动，并因此促使实践在某些方面与这一命题相适应。

43　　管道/容器的隐喻掩盖了一个事实，即信息是由命题所构成的。[11]我们常说信息从一方主体向另一方主体传输，而这一说法掩盖了一个事实，即所传输的不仅是内容，也是命题内容（propositional content）；也就是说，当我们告知——即传输信息——时，我们同时在传输命题：事情是这样的，是会带来好处的；这是有可能的，不太可能的，不可能的，难以接受的；等等。我们之所以强调信息的命题性质，是因为命题内容是推理（reasoning）的核心，是对行动进行评价、为行动寻找理由的必备要件。

告知是理性行为

人们基于理由（reasons）而作出行为。不过，这句话并不仅仅意味着唯有行为是有原因的：例如，一座桥梁的坍塌也自有其原因可循。不过，当我们讨论理由时，我们所讨论的并不仅仅是前因后果，还包括这些理由必定为行为人所

11　通信数学理论以数位和字节为单位测量信息，并认为信息具有非结构性，信息既无所谓真也无所谓假。当然，我们认为人们可以对信息（通信数学理论所说的信息）作出真实或是虚假的陈述，但是，这并不意味着掷硬币也蕴含、陈述或是表达某种真实或是虚假的"信息"：通信数学理论的信息观完全不适用于诸如真理、责任、真实性以及"把事情做对"之类的观念。

了解，行为人必定认为基于当时的背景、以当时所采取的方式行事是有道理的（基于行为人所认定的事实）。我们将在下一章进一步探讨行为及其理由；此处所强调的是：沟通是典型地由行为人基于理由而作出的一种行为类型。这并不意味着沟通总是以人们所期许的方式进行（即"以理性的方式行事"），而只是表明沟通——与其他行为一样——有其理由可循，人们以命题的形式构建理由并彼此要求、提出、接受或者拒绝这些理由。

　　并非所有的沟通都是有意为之。我们可以从其他人的言行举止中得出并非出于后者本意或是预期的推断：例如，从言说者的说话方式中推断其情绪或者态度。不过，本书所讨论的是有意为之的沟通行为，特别是行为人有意为之并旨在使其他人了解某些事项（告知行为），或是使其对于特定的行为采取实践立场（practical stance）（许可或者承诺的行为）的沟通交互活动。

告知可予理性评估

　　在告知行为中，理性和推理发挥着独特的作用。当我们作出陈述时，我们视其为真实的陈述。当我们提出真相主张（truth-claims）时，我们有责任确保——基于我们的认识——所提出的主张极有可能是真实的，同时，也往往被要求对何以认为这些主张是真实的作出解释。与之同理，我们也希望其他人能够为其主张提供理由；如果他们拒绝提供理由，我们将深感震惊并认为其行为离经叛道：例如，当汤姆告诉苏银行已经下班时，苏所预期的是汤姆的这番话有其理由；如果苏问："你怎么知道？"而汤姆的回答是："哦，不知道，我只是随口说说而已"，汤姆就严重地——并且古怪地——违反了告知行为所遵循的语用和认知规范（pragmatic and epistemic norms）。

在管道/容器的隐喻框架下，信息与告知行为可予理性评估的重要性往往遭到抹杀；而以源于通信数学理论的方法谈论"信息"，信息可予理性评估的重要性也将全然遭到遮蔽。管道和容器隐喻的支持者们可能坚持认为："信息不过是降低了不确定性"。他们基于这一观点而声称所有人无时无刻不在"传播"信息：例如，当你出现在观众面前时，他们所持的"不确定性"就有所降低。当汤姆面对董事会报告工作时，董事会成员所持的不确定性就有所降低：他们看到汤姆站着而非没有站立、说着话而非没有说话，等等。值得注意的是，汤姆的意图并不在于传递他正站着说话的信息，这些并非他所沟通的内容的一部分。

日常意义的信息与人们所提出的主张和提议息息相关。当汤姆说"收入正在下降"时，他提出了一个主张，人们可以纠正这个主张，他可能被要求为此主张提供证据，也可能被询问这一主张赖以立足的理由。汤姆所提供的理由进而成为命题；汤姆认为这些命题是真实的，赞同或是支持了其主张的真实性。当汤姆向董事会提议削减开支时，他提出了一项行动，而此行动同样被认为是有理由的和理性的。

告知具有参照不透明性[12]

将信息从沟通交互活动中抽象出来，我们就能关注到信息所具有的语义内容。不过，对于在沟通交互活动中将语义内容传递给其他人来说，重要的是不仅需要考虑所传递的内容，还需要考虑目标受众所具备的信念：例如，汤姆告诉洛伊斯·莱恩（Lois Lane）：克拉克·肯特（Clark Kent）上班迟到了。汤姆并没有说超人[*]迟到，但莱恩不知道肯特就是超人；如果汤姆对一个知道肯特是超人的人说出上述一番话，那个人就知道是超人迟到了。然而，莱恩不知道肯特就是超人；即便她知道肯特上班迟到了，超人迟到这一信息对于她来说也还是不透明的。

沟通交互活动的这一共性通常被称为参照不透明性（referential opacity），它表明人们可能理解所传递的命题是什么意思，却未能（完全）领会这个命题究竟指称何人何事。就此而言，许多命题都是不透明的；这也是为什么有效的沟通必须考虑其目标受众的知识背景。

12　我们在本书第一章中已对参照不透明性有所介绍。

*　超人（Superman）：同名漫画以及同名电影中的超级英雄角色。在其所居住的星球爆炸之前，超人的父母将他送上飞船飞往地球，养父母为他取名克拉克·肯特；肯特成年后担任报社记者并以此掩盖其超人身份，后与洛伊斯·莱恩共事并相恋。——译者

46　　　**告知具有推断衍生性**

　　管道/容器的隐喻让人们聚焦于信息所传递的内容而非沟通交互活动本身；当我们将关注的焦点集中于信息所传递的内容时，沟通交互活动中的参照不透明性以及人们所作出的推断往往因为知识背景的不同而有所不同的这一事实也就因此遭到遮蔽。人们通过沟通而得以作出范围广泛的各种推断；沟通交互活动的成功开展本质上也依赖于沟通参与者恰当地运用其推断的能力。然而，一旦过度依赖于管道/容器的隐喻思考信息，我们就无法注意到上述事实。反之，如果聚焦于告知行为本身，我们从一开始就能注意到这一事实，即沟通交互活动取决于沟通所处的语境背景，取决于对共同规则的遵循，取决于沟通参与者作出推断的能力。

　　当我们告知某人某事时，所做的并不仅仅是将一个孤立的语言项传递至另一个行为人（包括"储存"在其记忆中）：例如，在您告诉我，汤姆吸烟之前，我对此事没有任何看法；而一旦相信您所说的是真实的，我就能够提出一个有关汤姆的真相主张，而我的主张并非您所陈述语义内容的一部分。就任何一个特定命题而言，行为人往往是基于其所获取的、有关此命题的知识而进行推断，至于作出何种推断，则取决于这个命题是什么以及行为人的知识背景：例如，我知道吸烟者比不吸烟者更有可能死于60岁

47 之前；而当得知汤姆吸烟时，我所得出的推断便是汤姆死

于60岁之前的几率高于不吸烟者的平均几率。[13]当人们基于管道/容器的隐喻而建构有关信息与沟通的规范性讨论（normative debates）时，这种讨论的一个主要问题就在于它忽略了信息所具有的推断衍生性：知道汤姆很喜欢吸烟，就有可能推断出他未来的健康状况（人们确实无法避免他人对其未来的健康状况进行推断）。对于所谓信息的"推断衍生性"（inferential fertility），我们将在第5章和第6章中进一步探讨。

告知与被告知者息息相关

最后，管道的隐喻让信息看似好像传递到我们手中、传递到听闻者或者"受众"手中，只要我们没有睡着并且与（正在传递着的）信息方向一致，就能接收到相应的信息。诚然，我们有时也可能在无意识、非刻意、不经意的情况下获取信息；但值得注意的是，我们在沟通时需要通过他人的行为（例如，讲话或是递字条）对相应的事项进行了解，因而所需要的是有意识的沟通和参与。如果我们身心疲乏、心烦意乱、过于亢奋或是消沉，或是将注意力

13　如果我们对汤姆是否吸烟一无所知，则所谓汤姆与不吸烟者相比更有可能死于60岁之前就属于不负责任的认知。此外，除非对相关几率有所了解（例如，如果我们知道非吸烟者死于60岁之前的几率很低，则基于这一几率可以认为汤姆与不吸烟者相比更有可能死于60岁之前），否则，任何有关汤姆有可能死于60岁之前的论断都属于不负责任的认知。以上所表明的信息交互活动有可能因为推断能力不足而遭到扭曲——以统计为基础的推断尤其如此。

集中于窗外某人的奇怪之举而非沟通者所传达的内容，凡此种种均将导致沟通失败。以下两种方式存在很大差别：一是带着问题阅读一本书并熟悉相关议题的语境背景；二是被动地阅读这本书，指望所读的内容自行"累积"并在稍后的考试、面试或者其他重要场合自行"呈现"。很多时候，听闻者或者"受众"所做的都不仅仅是"倾听"和"吸收信息"。就此而言，仅仅通过网站或是其他方式让信息可以"访问"的所谓沟通行为是完完全全的失败之举。目标受众可能无力承担、无力操作，或是缺乏足够的耐心操作"访问"信息所必需的技术手段。受众同样是行为人，同样具有复杂的实践和认知承诺，同样通过实践和认知承诺塑造自身与他人沟通时所作出的反应，并因此构筑了沟通交互活动的性质和成功。然而，如果我们依赖于管道/容器的隐喻，就很容易掩盖人们主动地"接收"信息这一信息与沟通的普遍特性。

结　论

我们之所以围绕信息提出上述观点，并不是为了表明管道的隐喻不中用或者"完全就是一个错误"。实际上，对于由人和技术设备所掌握和传输的信息来说，采用通用的表达方式指称它们往往有所裨益；管道的隐喻就为我们提供了一种通用的表达方式，但不应当被视为是对沟通的完整解释。[14] 我们的观点非常简单，即过度依赖于管道/容器的隐喻存在风险。一旦依赖于"管道"的思维框架来思考和谈论信息，并将信息视为一种内容而非一种行为，我们就有可能过于凸显或是强调沟通的某些方面（例如，与沟通相关的知识或是实践主张），而掩盖、遮蔽或是忽略了沟通的许多重要特性；而这些特性是由行为人——特别是由沟通交互活动所遵循的规范——所决定的。

当前人们对于知情同意的思考在诸多方面存在问题。其中的一个突出问题是：当前的思考未能充分说明沟通是如何依赖于一个丰富而隐性的——由不同种类和不同层次的假设所构成的——假设框架（framework of assumptions）的。在本章中，我们通过揭示若干被隐藏的假设而开启了重新思考知情同意的旅程。正如我们所提及的，当前的一个正统而普遍的观点是将"自主性"视为知情同意的正当性基础，它将信息预设为个人决策的必备材料；同时预设个人决策应当受到尊重。也正因为仅仅将信息视为个人决策的必备材料，将伦理上站得住脚的医疗活动视为无外乎尊重了个人决策（或"选择"），因此，上述观点只是凸显了特定而范围狭窄的信息义务，同时忽略了其他方面的义务。知情同意交互活动并非只是信息的"传递"，而是具有丰富的、多方面的特性； 49

---

14 管道的隐喻所提供的不过是一种理论蕴涵或推断，除此别无其他，它为沟通理论的许多基本主张提供了基础；相关论述参见：John Fiske, *Introduction to Communication Studies*, 2nd edn (London: Routledge, 1990)。

然而，上述观点遮蔽或是掩盖了这些特性，并进而扭曲了知情同意交互活动的真实过程。

就此而言，当代人们对于知情同意的思考从以下两个层面扭曲了知情同意：一是过于强调信息披露和个人决策，从而助长了一种狭隘的观念，即将知情同意视为尊重个人自主性的一种方式，并以此作为实施知情同意的正当性基础；二是习惯性地将信息仅仅视为传递和传输的内容，从而将信息与成功开展沟通交互活动所必须满足的全部要求分割开来，并因此遮蔽了有效沟通所必须具备、必须尊重的复杂的社会结构和规范框架。

诚如本章所述，当代人们对于信息以及知情同意的讨论，都呈现出了"对于行为的偏离"（drift from agency）：它既分割了信息与行为人的沟通行为，同时也分割了信息与规范行为的各类准则。不过，这种偏离既非不可避免的，也非必不可少。为了证明这一点，我们接下来将更加全面、更加充分地揭示沟通与告知行为的特性；当我们过于狭隘地仅仅关注于所传递的内容时，沟通与告知行为的这些特性便常常遭到了遮蔽或是忽略。

第三章 告知与沟通：回到行为

诚如前文所述，管道和容器的隐喻凸显了信息与沟通的某些要素，但与此同时遮蔽了其他要素。在我们看来，这一情形的发生源于我们过度依赖于一个与行为相分离的信息概念。如果将信息理解为一种类似于空间存在物的语义实体（quasi-spatial semantic stuff），一种承载了特定内容的实体，一种可以持有、传输、披露、获取和使用的实体，我们就会发现信息"对于行为人的偏离"是极易发生的。我们在本书第2章揭示了管道和容器隐喻凸显了什么、掩盖了什么；本章旨在进一步揭示——因为不谨慎地使用管道/容器的隐喻而遭到"掩盖"——沟通的一些关键要素和重要面相。本章最后将谈及信息与沟通的两个"模型"：一是管道/容器模型，二是我们所提出的"行为模型"。届时我们将重新思考知情同意，并对由"信息"议题所引发的若干规范性问题进行讨论。

行 为

沟通行为的类型多种多样，我们不打算在此一一予以讨论：例如，我们不讨论无意为之（unintentional）的沟通，尽管此类沟通往往有其重要性：我们的服饰、姿势、手势、眼神等均可被视为一种"沟通"，传递着有关社会地位、兴趣爱好、情绪心态、信任与否等方面的信息。当一位女士穿着一双不再时髦的女鞋时，她本人无意借助于这双鞋子开展沟通——这双鞋子除了作为鞋子之外没有任何意义。但是，这位女士或许完全没有意识到其他人可能根据鞋子对她进行推断，而这就是典型的无意为之的沟通。

本书的讨论聚焦于有意为之的沟通行为（intentional communicative acts）及其相关规范性议题。在前文有关知情同意的讨论中，我们注意到知情同意程序为特定的行为人设置了特定的信息义务或者沟通义务。这些义务与其他义务一样，都是针对有意为之的行为而设定的。例如，一个有着家长制倾向的医生有意向其身患绝症的病人隐瞒信息；尽管有意隐瞒，但他所呈现的体态姿势、面部肌肉的蠕动，或是其他无意识的"举动"都有可能戳穿他的谎言（也就是说，他做出了扑克玩家称之为"泄密"的肢体动作）。敏感的患者能够"读到"无意为之的身体语言，并从中准确地领悟诊断结果。上述讨论的要点不在于隐瞒信息所涉及的伦理问题，而在于这样一个事实，即医生告知患者特定事项的义务与有意为之的沟通行为息息相关。

日常的大量沟通行为都是有意为之的行为。有意为之的沟通是一种行为类型，是唯有具备某些基本能力的行为人才能完成的行为。[1] 沟通行为至少涉及两种不同类型的承诺：一是实践承诺，它源于行为人的愿望、需要、兴致、偏好，以及所秉持的原则等；二是认知承诺，即行为人认为什么（而非其他什么）是事实、什么可能以及什么不可能，等等。实践承诺和认知承诺以不同的"契合方向"（directions of fit）与外部世界相适应：认知承诺旨在与外部世界的真实形态相契合，而一旦与之契合，认知承诺也就成功了；实践承诺的"方向"正好相反，它是要让外部世界（其中或大或小的某个部分）与我们的实践承诺相契合。[2]

当行为人基于认知承诺和实践承诺而采取行动时，他们往往是立足于其对于世界的认知而有意为之地作出一步步实现其实践承诺的行为。我们可以以多种方式准确而真实地描述此类行为：以电水壶烧水为例，我或许成千上万次地打开

52

1　本书将论述焦点限定于成年并具有语言能力的人类主体所做出的行为，而不讨论这些行动与黑猩猩、海豚、青蛙或者苍蝇等所做出行动的差异。此外，本书聚焦于基于理由（reasons）而做出的行为——即沟通主体知道其所做行为的理由。本书不考虑下述议题：例如，无聊时弹手指是否堪称一个行为？如果是一个行为，其理由（假使有理由）是什么？本书不考虑下述情形：例如，沟通主体所做出行为的理由与其他有关此行为的解释或是理论（例如，精神分析理论认为沟通主体可能基于心理防御机制而将自身的行为合理化）相抵牾。排除此类议题有助于聚焦关键性的议题，包括与受规范性约束（normative constraints）的行为种类相关的议题。

2　我们聚焦于那些导致特定状态的实践承诺。弱的实践承诺概念将实践承诺定义为对于特定状态（例如世界和平）的"倾向"，甚至仅仅定义为某种愿望或是"善意"，而不涉及任何相应的承诺以调整自己的行为，从而以任何积极的方式实现任何改变。

过电水壶的开关，而通过打开开关这一行为，我实现了电水壶开启一万次，或是当天开启第三次，或是本周开启第53次的实践承诺。在做出行为的过程中，某些认知承诺被置于了优先地位（privileged）：这些认知承诺对行为人要做什么、或是要得到什么进行认知。换句话说，在日常有关行为的讨论中，我们往往优先关注人们对其自身想要达到的目的是如何认知和描述的。至于为什么此类认知具有优先性以及这种优先性的限度，哲学界已有大量的讨论，我们在此不予赘述。[3]

53　　　　行为包含了实践承诺和认知承诺；而在认知承诺和实践承诺之间，则存在着推断关系（inferential relations）——包括行为人如何对其行为进行描述。对于行为人来说，他们所做出的行为必定是基于其认知承诺和实践承诺而认为是值得做的。在我们的日常生活中，推断行为的理由（inferential reasoning about action）无处不在。我们基于自身对于各种实践承诺和认知承诺的推断关系的理解而开展行动，不过，这并不意味着每一个行为在作出之前都"经历"了一个推

3　我们在本书第一章强调"同意"具有参照不透明性，同时在第2章强调告知行为是具有内涵性（intensional）的行为。这里所说的沟通行为同样具有内涵性；也就是说，有关行为的正确描述必须与行为人加诸这一行为的认知承诺相协调（包括由此所形成的信念）。例如，假设洛伊斯·莱恩在公交车上遇到克拉克·肯特去吃午饭，她遇到肯特也就遇到了超人，但这一事实的正确描述并非莱恩在公交车上遇到了超人，因为她在认知上（仍然！）不知道肯特是超人。

断的过程。例如，当你去厨房放水壶时，你必定知道哪儿是厨房，也必定知道为什么去那儿。诸如去厨房放水壶等认知行为并不涉及心理活动（mental event）或是"内心独白"（inner speech）：在"内心独白"的心理活动中，行为人是以明明白白的理性方式对其行为的正当性理由进行思考（这种思考通常发生在尚未确定，或是难以确定应当采取何种认知承诺和实际承诺的情况下）。这一点具有相当大的重要性，鉴于在有效的沟通活动中推断（inference）的作用无所不在，以上所述相当重要。

我们在上一章谈到了推断能力（inferential capacities）的一个显著特性——推断衍生性。心智成熟的成年人拥有一定储备的背景知识，从而能够基于任何特定的事实命题（factual proposition）而无限地作出合理推断。例如，"汤姆是一个男人"是一个事实命题，据此人们可以（基于一般"背景"知识）推断出：汤姆是一个人，身上流淌着血液，有一条被称为Y的染色体，居住地球之上，呼吸氧气，身高大于10厘米但不超过10米，等等。这种推断衍生性看似毫无意义。那么，诸如此类的推断目的何在？这个例子简单，却很有说服力；它表明现实生活中的我们无时无刻不在推断。对于成功的沟通和获取新的知识来说，推断必不可少，它让我们无须时时探索才能做出新的行为（所需运用的是已有的知识储备）。人们各自拥有的背景知识使其得以无数次地进行推断，而这些推断往往并不明确，也不 54

需要明确。[4] 当有人（令人惊讶地）不能推断出我们认为显而易见的事情时，我们就会意识到推论在日常生活中是何等重要。

以上所描绘的是行为的若干关键特性，但愿我们的叙述不至于引发争议。我们试图提请人们关注这一事实，即行为与两种不同"契合方向"的承诺息息相关，与命题和命题之间关系的推断能力息息相关，与将承诺付诸行动的能力息息相关。在对行为进行讨论时，我们有必要承认行为所体现的是行为人的认知，有必要在考虑行为时既考虑到行为人如何认知事物，也考虑到行为背后给予理性推断的丰富知识背景。推断关系对于理性的行为必不可少，但至少在日常生活中，推断关系很少清晰明确地显现在意识流中。就此而言，行为所具备的许多关键特性是"隐蔽"的：它们既不"预先亮相"也不显而易见。当前我们对于行为的思考往往未能注意到——或是没有重视——隐藏于行为背后却是至关重要的特性。我们在谈论信息和沟通时常常使用管道/容器的隐喻，从而遮蔽或是"掩盖"了隐含于行为之中的复杂、可予理性评估的实践承诺和认知承诺，同时也忽略了实践承诺和认知承诺之间的推断关系。正是因为实践承诺和认知承诺支撑着

---

4 这并不意味着我们有能力就某一信息作出由此信息所应当作出的所有推断。例如，1个小时有60秒，1天有24小时，1个星期有7天，1个月有31天，由此应当能够推断出1个月有312,480秒；但是，并非所有人都能够推断出这个结果。就本书的论证目的而言，重要的是了解认知承诺具有推断衍生性；即便（在缺乏相应辅助的情况下）推断能力受限，也并不能抵消这一事实。

人们的行为，因而管道/容器的隐喻所导致的遮蔽和掩盖的影响将是破坏性的。

沟通行为

前文所讨论的是行为以及作为行动基础的实践承诺和认知承诺；接下来我们聚焦于有意为之的沟通行为，而沟通行为同样极其广泛地涉及行为人的实践承诺和认知承诺：一方面，由于沟通是一种行为，因而沟通行为必然以沟通双方的实践承诺和认知承诺为前提：例如，当有人提出问题时，提问者是有意为之地做出行为，其目的是从某处找出某物，或是探明某物是什么以及某事何时会发生，等等。提问者究竟问了什么，这取决于提问者的特定实践承诺和认知承诺。另一方面，沟通也以另一种方式与实践承诺和认知承诺相关联，即沟通行为的开展需要考虑到对方的认知承诺和实践承诺，并以改变对方的实践承诺和认知承诺为目标。

试举一个简单的例子。汤姆的一个实践承诺——而非一个无聊的念头——是举办一场聚会。聚会（我们假定）需要客人。我们假定汤姆所拥有的认知承诺使其很容易说出他想要邀请谁：例如，邀请苏和鲍勃，但不邀请简。诸如此类的认知承诺反过来又将进一步产生更加具体的实践承诺：汤姆必须做出相应的行为以实际邀请到（只是）这些人参加聚会。汤姆可以以一系列改变外部世界的方式（例如发出口头邀请、在纸上画出标记、敲击电脑键盘并上网等）实现让特定的其他人——他所邀请的客人——获得与汤姆的实践承诺和认知承诺相关的认知承诺（例如，他们因此知道汤姆希望他们参加聚会，并相信聚会将如汤姆所说地如期举行）。接下来，苏和鲍勃可能建立或是承担新的实践承诺，即去汤姆家，如期赴约，买一双时髦的鞋子，等等。

　　当然，汤姆不必凡事都交代得清清楚楚。他只须送出一张便条，写道："聚会，我家，本周六，晚8点，汤姆"。就此而言，上述大多数承诺都是隐性的。当人们接到聚会邀请时，他们通常会认为聚会有聚会的安排：食物，饮料，也许还有音乐。邀请他人参加聚会包含了一些要件：邀请者拥有一定的认知承诺和实践承诺，然后致力于让受邀者获得相应的特定认知（和实践）承诺。反过来，受邀者也必须拥有丰富的认知承诺，并且——就理解对方的沟通行为而言——必须对邀请者的实践承诺和认知承诺有所了解。

　　如果一切"从零开始"，则上述活动不可能得以开展。汤姆之所以能够做出邀请的行为（以及苏和鲍勃之所以能够做出被邀请后的相应行为），是因为他们每个人都拥有丰富储量的认知承诺，同时知道其他人也有相应的承诺。

　　基于以上简单的示例，我们可以看到有意为之的沟通所拥有的若干至关重要的特性。首先，言说者和听闻者共享一种语言。汤姆和接受他邀请的人共享一种语言，从而汤姆知道如何以特定的方式与受邀者的既有认知承诺和实践承诺展开互动，同时以特定的方式影响受邀者的承诺。同样，受邀者们也基于其认知承诺和实践承诺而得以理解汤姆在做出这些行为时所具有的含义。

其次，言说者和听闻者共享大量与世界以及支配其行为的社会习俗相关的背景知识。也正是基于这些背景知识，汤姆和受邀者们对聚会、邀请、接受或者拒绝邀请等有所了解。他们知道哪些可行、哪些不可行：例如，汤姆不可能邀请客人在一小时内赶到千里之外的山顶参加聚会。

再次，言说者和听闻者有能力运用上述背景知识作出恰当的推断。也就是说，仅有彼此共享的广泛背景知识是不够的。最后，言说者和听闻者对彼此的承诺和能力有所了解。例如，汤姆必须对受邀者的能力及其限度有所了解：如果只是在家门口的树上张贴邀请的布告，他就无法成功地通知其他城市的朋友参与聚会；如果所写的信件措辞含混，或是遗漏了关键信息，则汤姆的沟通行为将会失败。57

就此而言，我们能够并且唯有通过与他人的沟通才能做出邀请的行为。诚如前文所述，沟通行动与试图参与和调整其他人的认知承诺和实践承诺息息相关。邀请只是无数言语行为中的一种，其他的言语行为还包括——例如——发号施令、问路、表示同情、鼓励加入俱乐部，等等。此外，具有公认的社会性权威的行为人通过言语开展多种复杂的行为：宣告缔结婚姻，判处罪犯死刑，赦免叛徒，认可具有法律约束力的合同，等等。

　　所有的言语行为都有一个共同点，即言语行为的开展有赖于一个共同的背景，其中人们分享彼此接受的一系列复杂的认知承诺和实践承诺、法定权利（entitlements）、预期（expectations）和社会角色，同时对于如何影响彼此的承诺有着共同的理解。就此而言，正是基于沟通行为所发挥的功能，行为人——无论言说者还是听闻者——才得以在既有的实践承诺和认知承诺的基础上，做出对其自身和其他人的认知承诺和实践承诺产生影响的行为。

沟通规范

　　沟通是一个笼统的术语，涵盖了不同性质的各类行为（包括——正如我们所指出的——某些非有意为之的行为）。由于沟通行为是基于规范而以不同方式建构成的，因此，沟通行为的失败、出错、误导或是误解的方式也是多种多样。这里需要考虑多种规范：例如，当我说出"我保证会去"而没有付诸任何实践承诺时，我或是没有作出保证，或是作出了虚假保证；也就是说，我没有满足相应的条件从而使言语行为成为一种保证。当然，也存在其他的情形让言语行为无法付诸实施：例如，在背诵剧本台词、教人口语发音、测试麦克风等情况下，人们都有可能说出"我保证会去"而无须付诸作出任何与之相应的实践承诺。不过，许多言语行为都是在言说者完全理解这些行为将参与并影响目标受众的认知承诺和实践承诺的情况下作出的；也就是说，当我说出"我保证会去"时，我理解听闻者会认为我作出了实践承诺，从而也相应地根据我所说的作出实践承诺。在某些情况下，随口说出一项保证（也就是说出保证而没有作出相应和预期的实践承诺）可能构成虚假保证，而这通常被视为是不道德的。

然而，即便我们确实作出了言语行为所需的实践承诺，也并不意味着相应的沟通就能获得成功。大多数沟通（而非诸如发出尖叫来喊人帮忙等简单的言语行为）都存在句法结构（syntactically structured）。不过，句法的错误往往容易识别，也容易得以纠正；词汇的错误往往也容易识别，随即就能得到纠正——例如一个显而易见的错误单词。

值得注意的是，当言说者和听闻者对特定语境中的词汇有着不同的理解时，他们之间的沟通就可能遭遇失败。例如，外科医生所指称"人体组织"被没有受过医学培训的人理解为其他事物（前者将"人体组织"理解为包括整体器官在内的、范围广泛的身体组织；后者将人体组织理解为人体器官或者整体器官以外的人体组织）。不过，这里的沟通失败不同于由于虚假或者漫不经心的保证而导致的沟通失败。外科医生在提及人体组织时既没有不寻常的意图，也没有打算通过运用诸如此类的词汇行骗。他们以外科医生的方式说话，没有欺骗的意图。然而，言说者和听闻者对于词汇的理解差异将导致沟通失败。就此而言，我们有必要区分言语行为出错的不同方式；尤其需要特别注意的是，沟通行为的失

59

败通常不涉及任何伦理问题。[5]我们可以依据多种规范对沟通行为进行评估，其中包括但不仅限于伦理规范。

告知行为（acts of informing）的实现往往——但并非总是——需要通过一种被称为"代表"（representatives）的言语行为，包括论断（asserrting）、叙述（telling）、声明（stating）等行为。[6]此类行为对于人们的认知和实践活动至关重要，并因此而对沟通交互活动至关重要。然而，即便言说者所作出的陈述合乎语法，同时让听闻者理解无误，听闻者通常也还是无法对言说者是否提出了一个论断，或是提出了一个真相主张作出准确判断。[7]在日常沟通实践中，我们往往需要借助有关社会与沟通语境的丰富背景知识，才能对人们是否提出了论断作出判断（例如，当剧中演员大喊"玛蒂尔达姑妈家着火了，大家快跑啊！"时，观众是不会

5　奥斯丁对遭到误解或是拙劣（botched）和一般意义上不妥当（infelicitous）的言语行为进行了探讨，并由此经典地阐释了不涉及任何伦理问题的沟通失败。相关论述参见：J. L. Austin, *How to Do things With Words* (Oxford: Clarendon Press, 1962)；另可参见他的两篇论文：'A Plea for Excuses'，以及 'Performative Utterances'，均载于：J. L. Austin, *Collected Philosophical Papers* (Oxford: Clarendon Press, 1962)。

6　John Searle, *Speech Acts: An Essay in Philosophy of Language* (Cambridge: Cambridge University Press, 1969)；此后，奥斯丁将言语行为称为"叙事话语"（constatives）。

7　更糟糕的是言说者所呈现的话语（utterance）形式并未表明言说者事实上提出了一个论断或是一个真相主张，言说者所作的仅仅是一个假设或是诗意的表达；相关论述参见：P. Geach, 'Assertion', *Philosophical Review* 74 (1965), 449–65。

跑出剧院的）。当听闻者有可能被言说者的言语行为误导时，后者有责任促使其听闻者不至于参与相应的沟通互动。误导的方式多种多样：例如，看似针对事实提出了一个论断，而实际上做出了一个与之无关的行为——背诵诗歌、英语语法中的例句、测试麦克风。除了论断的行为之外，其他的言语行为——例如发布命令或是警告等——也可能存在误导的情形。

当行为人作出一个事实论断并试图让人相信这个论断时，某些特定义务就开始发挥功能了，而这些义务是他们在做出推测、假设等言语行为或是写诗时所无须承担的。之所以如此，自然有其充分的理由。涉及真相主张的沟通既可能是真实的，也可能是虚假的，同时可能导致他人形成真实或是不真实的认知。如果因为沟通而误导他人的认知承诺，或是令其形成错误的认知承诺，则他们可靠地履行其实践承诺的能力也必定受到影响。只要试图成功地与人沟通，我们的沟通就需要考虑外部世界的实际状况并据此开展沟通。成功的行为以及与之相伴的成功沟通要求行为人承担某种责任，这种责任通常称为认知责任（epistemic responsibility）。[8]

---

8 认识论以大量篇幅讨论知识是否以及如何不同于"纯粹的"认知承诺：例如，当言说者声称某人知道p时，是否就此表明言说者作出了与p相关的认知承诺？相反的情形是言说者声称Tom相信p，但言说者并未作出与p相关的认知承诺。就本书的论述目的而言，有关知识的本质以及知识与认知承诺之间的区别都不重要；重要的是需要了解，成功的行为需要履行特定的责任以确保认知承诺符合相应的规范并彼此关联。

认知责任中包含了各种不同的规范标准，其中也包括我们所说的个人认知责任：例如，我们有不应当轻信或是不依靠愚蠢的方式得出结论的个人认知责任。然而，仅有个人认知责任是不够的；这是因为大量个人知识是通过与其他"信息提供者"的沟通行为而获得的。[9]我们在认知上依赖于无数其他人。[10]就此而言，个人认知责任与其他导向（other-directed）的认知责任形式紧密相连并因此而获得增强，而其他导向的认知责任形式则提供了对信息提供者进行判断的标准：我们必须采取何种步骤以判断其他人的主张是否可靠，或是我们对于其他人承担了何种认知责任？

假设存在这样一个社会：其中，人们所说的每一句话是否属实全凭随心所欲。[11]由此所导致的结果便是：这个社会中的每一个人都必须依靠自己的智力和理性度日；也就是说，每一个人都只是对其个人的认知负责。然而，孤立的个人认知责任很难实现或是很难得到确保。如果不与其他人——他们总体上对认知负责——进行坦诚的沟通，我们就只能获取最少储量的知识储备（不要忘了在这个假设的社会

9　C. A. J. Coady, *Testimony: A Philosophical Study* (Oxford: Clarendon Press, 1992); Michael Welbourne, *Knowledge* (Chesham: Acumen, 2001).

10　John Hardwig, 'Epistemic Dependence', *Journal of Philosophy* 82 (1985), 335–49.

11　需要注意的是我们所处的并非每一个人无时无刻不在说谎的社会；我们社会中的人们是相互可以信赖的（当有人说雪是黑色时，我们知道其真实的意思并非如此）。

中，当孩子询问"在冰上走安全吗？"时，父母只是随心所欲地回答"安全"或者"不安全"）。正是因为我们无法对沟通所涉及的每一个事实进行核实，因而必须依赖并信任为我们提供信息和知识的一方。[12] 除非社会群体中有足够多的人相当严格地遵循诚信规范，否则，我们的整体知识储量将急剧减少而我们认为理所当然应予存在的社会也将面临瓦解。

以上所述均为言说者应该真诚的重要原因。当然，真诚并不能确保所说的一定正确：例如，有些人可谓真诚，但在个人认知方面很难负起责任；他们对突然涌现在头脑中的任何念头深信不疑。如果仅仅是对他们所认为的真实念头作出陈述，他们无疑是真诚的；但是，倘若他们就此相信这些念头是真实的，他们就没有以真诚的方式行事。听闻者可能认为言说者具备普遍的认知责任标准而因此受到误导。如果我们没有任何理由地将某一事物说成是真实的，这对于其他人来说就是一种认知上的不负责任（"狼来了"童话中的小男孩说明了认知上的不负责任）。

言说者和听闻者究竟是如何协调这种复杂的沟通情势的呢？最常见的方式是确保沟通的"双向"展开。例如，汤姆告诉苏，科学家们发现了埋藏在南极的不明飞行物。这一说法令人震惊，苏对其真实性不明就里。不过，苏可以让汤姆告知这一说法的出处或者来源，从而改善她在沟通中所处的

<hr />

12　John Hardwig, 'The Role of Trust in Knowledge', *Journal of Philosophy* 88 (1991), 693-708.

状态。汤姆可能会说"我是刚从电视上看到的，所有频道都在讲这件事！"汤姆和苏之间的双向沟通让苏得以以认知上负责任的方式行事：对汤姆令人震惊的说法的真实性基础进行查证。当然，汤姆可能在这两句话上都有说谎。负责任的

62 行为未必是成功的行为，而认知上负责任的行为也未必能够确保获知真相。

当然，汤姆——如果被问到——有责任为其观点提供更多的认知来源或是理由。汤姆的这番话旨在让苏——另一个在认知上负责任的行为人——基于他所说的话而建立某种认知承诺。如果汤姆拒绝提供进一步的理由以便苏建立相应的认知承诺，或是汤姆拒绝提供更多的认知来源（例如他说有"匿名的消息来源"或是唯一的消息来源已经消亡了），则（正如汤姆所知道的）由此可能导致多种多样的后果。汤姆似乎让苏陷入了一种两难：汤姆或是没有任何进一步的理由，或是确有进一步的理由——只不过没有说出来而已；倘若是前者，汤姆所说的话就不值得相信；而倘若是后者，苏将有可能觉得受到轻视或是伤害：在苏为建立认知承诺而履行认知责任的过程中，汤姆拒绝提供协助的行为对苏而言是无益、粗鲁和有辱人格的。[13] 如果汤姆有意愿与苏进行有效沟通，同时希望自己的观点得到认真对待，他就应当确保（a）其有足够的理由提出观点，以及（b）在被要求提供理

13　每当政治和新闻报道在提出真相主张而不注明信息的依据和来源时，其行为的无益、粗鲁和有辱人格就常常成为争议的焦点。

由时与人分享理由。

以上是对认知上负责任的沟通（epistemically responsible communication）所做的描绘，它与我们简单地依赖于管道/容器的隐喻而对信息传输所做的描绘相去甚远。基于管道/容器的认知模式，我们认为汤姆"披露"了所谓科学家发现不明飞行物的信息，而后苏"获取"了这一信息；基于认知上负责任的沟通模式，我们认为沟通交互活动是一个内容丰富、过程复杂的双向交流（two-way exchange）过程，苏正是通过这一双向交流而使其认知承诺与汤姆达成一致，或是拒绝相信汤姆所说的话。这种复杂性是管道/容器的隐喻所无法领会的，因为管道/容器的认知模式仅仅将沟通视为某种准物质（quasi-material stuff）或是内容在人们头脑之间所进行的传递。

即便言说者有能力、能"说一种语言"、诚实有信、在 63 提出主张时具备充分的理由并愿意与人分享这些理由，这些条件仍然无法确保能够达成高品质的认知和沟通实践。良好的沟通实践必须保证与目标受众具有相关性：例如，我知道你的房子着火了，而你对此一无所知，我相信你一定有意愿获知此事；也就是说，良好的沟通需要知道某个命题是真实的，同时知道其真实性对于目标受众至关重要。假使在你的房子着火而你不知情的情况下，我对你说的是"草是绿色的"，尽管我所说的话真实不虚、你完全能够理解，而且我还可以提供证据以证明草确实是绿色的，但是，这样的沟通必定（至少！）在语用上是失败的（pragmatic failure）。你知道草是什么颜色，但我与你沟通的重点却是模糊的；尽管符合认知标准，但这种沟通是不负责任的。再如，当你的房子还在继续燃烧时，我告诉你一些你不知道的事情——譬如镍在1,455度时熔化；尽管我所说的话具有一定信息量、真实不虚、你也完全能够理解，但此时讲这番话在语用上是奇怪的（pragmatically odd），并可能招致严重批评。就此事例而言，我应当告诉你的是你的房子着火了。良好的沟通实践需要与特定的受众息息相关。倘若言说者漫无目的地向其听众灌输各种真理，他不过将听众视为需要浸泡在信息中的"认知海绵"。沟通交互活动应当与他人的实践承诺——包括获取知识的实践承诺——息息相关。高品质的沟通需要考虑对方知道什么以及在当时的情况下想要和需要知道什么。建立在充分认知基础上的沟通是具有相关性的沟通（relevant communication），这种沟通限定自身从而与当时的语境相契合。就此而言，高品质的沟通实践往往涉及对于所传递信息的保留，尽管这些信息是可理解的、真实的、有确切根据的。

当然，我们不可能一一列举高品质沟通实践所须满足的认知规范。规范是抽象的存在，也总是可以不断细分和提炼。尽管如此，以下还是列举了两类对沟通起着最重要规范作用的规范，而违反或者忽视这些规范极有可能导致不同形式的沟通失败。这两类规范是：

1. 使言语行为易于为目标受众所理解并与目标受众息息相关所需要的规范 [（例如：可理解性（intelligibility）；相关性（relevance）]；

2. 使言语行为——特别是真相主张的行为——保持准确并接受目标受众评估所需要的规范（例如：不撒谎、欺骗或是操纵；力求准确；不以各种方式误导；提供相关资格和限定性警示）。

上述规范不应当仅仅被视为——遵循即为正确和妥当之举、不遵循即可能招致蔑视或是疏忽的——伦理规范，而是应当被视为沟通的构成性规范（constitutive norms），视作为沟通的成功或是失败、正确或是错误设定了标准。就成功地开展沟通而言，即便是不道德的人（amoralist）也必须认真对待这些规范。倘若不遵守这些规范或是假定他人不遵守这些规范，则彼此的沟通交互活动就有可能遭到破坏；倘若蔑视或是无视这些规范，则要么是任何信息无法传递，要么是所传递的信息无关紧要或是不可靠。然而，人们基于管道／容器的认知模型往往遮蔽了上述构成性规范，甚至常常彻底掩盖了这些沟通规范。当然，这些并非沟通的唯一规范，我们将在随后章节中讨论更多与沟通息息相关的特定伦理规范。[14]

14　这些伦理规范包括：言语不得伤害他人（例如不得侮辱、诽谤、威胁，不得以暴力或是胁迫方式为言语行为提供支持）；此外，也包括一些适用于特定而非全部言语行为的规范（例如不得做出虚假承诺，应当保护私密）。

信息与沟通的两个"模型"

　　前文对思考信息与沟通的两种不同方式进行了区分：一是管道和容器的认知模型；二是以行为或是行为人为基础的认知模型。我们不需要过多地关注上述名称——只是便于区分思考信息与沟通的两种不同方式而已；同时，也不需要过度解读"模型"一词的使用。我们不讨论沟通的哲学理论，也不讨论沟通的语言"模型"。我们并不认为管道/容器的隐喻所揭示（或是掩盖！）的一切完全错误，也不认为所谓信息从一个人传向另一个人的说法是错误的。管道/容器模型确实与沟通的某些方面相符：例如，一个相信p能够如此行事的行为人确实能够让另一个行为人也相信p是如此行事，信息因此而得到"传递"。我们之所以应当谨慎看待管道/容器模型，倒不在于它完全不准确，而在于它有着太多的掩盖。

　　以行为/行为人为基础的"行为"模型可以被视为对管道/容器模型的替代，它明确或是突出显现了后者所忽略或是掩盖的沟通与信息的若干特性。我们提醒大家——或是我们自己——注意这一事实，即（大量的）沟通是由行为人——以及在行为人之间——完成的。沟通是基于规范而开展的活动：它以一个由共享规范所组成、内容丰富的规范框架为前提，以作为沟通背景而存在的共享承诺（实践和认知）为前提，以沟通双方所具备的必要推断能力为前提。在双向交流的过程中，沟通行为发挥着调节、维持、指示、纠正、修正沟通参与者的实践承诺和认知承诺的广泛作用。对于成功的沟通来说，包括伦理规范和认知规范在内的各种规范均至关重要。我们在本章论证了何以必须认真看待范围广泛的认知规范，接下来所阐释的是何以必须认真看待范围广泛的道德规范。

信息这一术语曾经被用于指称一种沟通行为（告知行为），而如今则被用于指称特定类型的沟通行为所交流（可以交流）或是所传输（可以传输）的内容。信息因此被视为沟通"内容"，被视为"放在那儿"（可能存在于他人的脑海、存在于文字或者文本中）的某种"材料"。与之不同，本章所讨论的信息与沟通的行为人模型不认为"信息"是独立于特定语境下的沟通行为，或是独立于沟通交互活动中参与者的实践承诺和认知承诺而"放在那儿"的任何种类的材料或者内容。66

一旦适当顾及行为人在沟通交互活动中的重要性，"信息"就应当被视为共生（parasitic）并且来源于我们的认知和沟通行为——包括告知行为或是由告知行为所组成的行为。告知行为通常具有推断衍生性：一旦向某人告知某事，他便能够作出诸多推断。如果信息只是被视为言说者向听闻者传递或是传输"数据包"中不具关联性的零碎材料，则这种意义上的信息将极为容易丢失或是遭到忽略。[15]

行为人模型将信息视为沟通交互活动的组成部分，并认为唯有当沟通参与者对彼此的认知承诺和实践承诺保持敏感（sensitive）以及共同遵守范围广泛的沟通、认知和伦理规范时，沟通交互活动才能够获得成功。沟通是基于丰富的规范而开展的活动——这一事实至少为信息使用所涉及的伦理和监管问题提供了答案：例如，信息应当真实、具有相关性以及与目标受众的兴趣相回应等要求，在某些情况下足以成为知情同意实践的伦理基石。

一旦明确沟通和信息是以规范和理性为基础，我们就能够围绕信息义务建立一系列具有可行性的约束制度。一旦明确一切沟通都是以一定的语境背景为基础，并且取决于沟通参与者——有关共同利益、彼此能力和承诺的——丰富的隐性知识（a rich implicit knowledge），我们就有足够的理由质疑以下主张，即知情同意程序需要对所拟议的行为作出"完整"或者"完全明确"的说明。一旦认识到所有的沟通都是不完整的，都必须以相应的背景知识和推断能力为基础，我

67

15　如前所述，告知行为是具有内涵性的行为。概而言之，我们可以认为与克拉克·肯特相关的信息就是与超人相关的信息，因为肯特就是超人。但是，在拥有特定认知承诺的个体行为者看来，能否在信息之间建立关联极为重要：如果有人不知道肯特就是超人，则他们在（被困在燃烧的建筑物顶层时）被告知"肯特会来救你"时的感受和行为与他们在被告知"超人会来救你"时的感受和行为大相径庭（前一种说法让人绝望，后一种说法则让人心生希望）。

们就能够看清所谓"完全明确"的同意不过是无稽之谈。我们将在下一章进一步讨论这一论点，并讨论与之相关的所谓为征询同意所须披露的信息应当完全具体的主张。实际上，我们无法清晰界定所谓完全具体所应具备的形式条件；而一旦过度地要求所谓具体，则其后果可能具有破坏性而并非为合乎伦理的沟通所必不可少。向患者提供相关医疗干预的完整细节并非始终必要，甚至可能是一种错误的做法。与受众息息相关的沟通必定会对可予"披露"的信息细节有所保留。

本书第1章对当前人们思考知情同意的方式提出了批评。如果我们试图避免重蹈覆辙，就必须对与知情同意相关的信息义务作出具有内在一致性、逻辑缜密的阐释；而唯有阐明信息与沟通究竟包含什么，我们才能够清楚地阐释信息义务。我们的观点是：对于包括告知行为在内的沟通以及信息的运作而言，一个丰富而隐性（implicit）的社会框架、理性框架、推断框架、规范框架至关重要；如果不对这一框架给予应有的重视，我们就无法认真地思考信息与沟通。本章对告知与沟通的两种阐释方式进行了对比：一是人们在讨论信息以及与之相关的知情同意时常常采用的阐释方式，是一种片面的、对信息所具有的特性有所凸显也有所掩盖的阐释方式；二是我们所提出的对告知和沟通行为进行阐释的方式，是一种以行为人为基础的、更加全面的阐释方式。当然，我们还有进一步的观点有待探索，还有进一步的历史、语言和哲学问题有待回答。我们所提出的只是有限的思考，这一思考旨在表明何以在探讨信息的伦理和监管问题时，运用抽象的哲学思考方式有其一定的价值。我们将在以下章节不断回顾管道/容器模型以及行为/行为人模型。下一章的讨论将从——建构沟通的——认知规范转向——对于重新思考知情同意最具重要性的——伦理规范。

第四章 如何重新思考知情同意

68

引言：知情同意的两个模型

我们在本书第一章中提出观点，认为当前人们有关知情同意及其正当性理由、范围和标准的思考存在许多问题；为此，我们主张应当"重新思考"知情同意。在此后的第2章和第3章，我们探讨了两个截然不同的信息与沟通模型，而此不同的模型又反过来构筑了实现知情同意的两种不同路径。我们将在这一章中论证以下观点，即尽管上述不同的模型均对知情同意的正当性理由、范围和标准作出了解释，但由此不同的模型所衍生的知情同意观念却是大相径庭；这种差异对生命医学实践产生了极其重大的影响。本章旨在厘清两种不同的知情同意观念，从而为我们"重新思考"知情同意铺平道路。从下一章开始，我们的讨论将从沟通与同意的一般理论和抽象理论转向特定和具体的议题；在这些议题中，知情同意具有极其关键的伦理上的重要性。

我们将当前人们思考和讨论信息的"标准"方式称为管道/容器模型。人们运用这一模型对信息进行讨论，其结果往往是将信息视为与行为人及其沟通所借助的言语行为相脱离的抽象存在。如果我们依赖于管道/容器模型，就很容易将信息视为是在行为人之间"流动"或者"传输"，同时也很容易将行为人抽象地视为是在"发送"或者"接收"信息。在此过程中，沟通的内容得到了凸显，而沟通的行为则被掩盖起来。

与依赖于管道/容器模型不同，我们借助于行为人模型对告知或者沟通的行为进行思考，由此所关注的就不仅仅是告知或者沟通的内容，而且包括了行为人借此传递提议、理解他人提议并作出回应的言语行为。行为人模型兼顾内容和行为，即说了什么（言语的内容）和做了什么（言语的行为），它为我们认识成功的沟通所具有的交互性（transactional or interactive）特性提供了认知框架。

上述两种不同的沟通模型各自支撑起彼此不同的知情同意观念。诚如前几章所述，管道/容器模型与这样一种知情同意观念相契合，即聚焦于个人决策所必需的信息披露。基于信息披露而对知情同意进行解释，其所要求的便是征询同意者应当确保让相关信息流向——也就是披露给——必须在同意与否之间作出选择或者决定的人。选择性地聚焦于个人决策所必需的信息披露，其后果是凸显了同意所必须具备的要件中的某些方面，但与此同时，也掩盖了给予和拒绝同意所必不可少的许多重要因素。与管道/容器模型下的知情同意观念不同，行为人模型认为知情同意存在于行为人相互之间的沟通交互活动之中；它所提供的是知情同意交互活动的模型框架，所强调的是征询同意的行为人以及通过给予或者拒绝同意而作出回应的行为人各自说了什么和做了什么。

我们认为，将知情同意解释为一种交互活动具有明显的理论优势。相较于以自主性作为知情同意的正当性基础——知情同意因此而聚焦于个人决策所必需的信息披露，将知情同意解释为一种交互活动无异于一块基石，使我们得以更加深入和合理地论证知情同意的正当性基础，得以令人信服地界定知情同意的制度范围，得以合乎情理而有所区分地说明知情同意所必须满足的标准。我们将在以下章节首先重新思考知情同意制度的正当性基础，然后是相继对知情同意的范围及其必须满足的标准给予重新思考。

同意的交互活动：超越自主性

我们重新回到知情同意的正当性基础并以此对知情同意的制度要求给予重新思考。人们为了论证知情同意的正当性而形成了一种惯例，即例行性地认为知情同意的正当性在于它确保了将信息披露给个人决策者，从而（希望）确保了其个人自主性得到贯彻。然而，诚如本书第1章"强化正当性：追求个人自主性"一节所讨论的，将自主性视为知情同意制度要求的正当性基础是有问题的：在各式各样的自主性观念中应当保护和保障哪一种自主性观念？有关同意的制度要求必须如何构建从而确保个人自主性（无论是何种自主性）得到尊重？为什么尊重患者和受试者个人自主性的原则高于其他的伦理原则？

对于极为简化的个人自主性观念——即将自主性等同于纯粹的个人选择——来说，上述问题尤为尖锐：为什么所有的选择——即使是缺乏充分理解而作出的选择——都必须不惜一切代价地予以保护？是否只需要作出选择，至于所选择的是好是坏、是对是错、是善良是冷酷、是谨慎是冒险、是基于了解还是基于无知都无关紧要？是否只需要作出选择，至于这一选择是否出于错误地理解了他人主张、错误地理解了事实、错误地理解了同意或者拒绝同意所导致的风险和收益都无关紧要？是否只需要作出选择，至于所作出的选择是否有可能损害自身、是否是屈从于他人的操纵或是屈从于他人所谓"无法拒绝的"建议的结果都无关紧要？人们普遍认为：只要介入性治疗试图获得正当性，就必须尊重患者或者受试者的所谓纯粹选择（mere choice）。然而，我们有理由认为这一观点是可疑的并存在诸多问题。

与认为知情同意的正当性在于它确保了最基本的自主性（minimal autonomy）相比，另一种颇受人们青睐的观点是认为知情同意的正当性在于确保了（不同概念的）理性自主性（rational autonomy）——例如基于告知、合理性或是反思而作出的选择（而非所谓纯粹选择）。在这种观点看来，知情同意不仅确保了患者或者受试者对是否接受医疗干预作出选择，而且确保其基于告知、合理性或是反思作出选择；正是因为由此所作出的选择反映了患者或者受试者的理性自主性，因而知情同意可被视作为介入性干预提供了正当性基础。不过，在我们看来，以理性自主性的观念论证知情同意的正当性既阐释过度（too much）又有所不足（too little）。

当人们以合乎知情同意的方式作出选择，而所作出的选择具有某种可怕的后果时，诉诸理性自主性的观念就未免阐释过度：例如，基于对方同意的食人、酷刑和杀戮就是伦理上可予接受的行为吗？即使基于受害者的同意也不能证明非法行为的正当性，那么，以合乎知情同意的方式所选择的医疗干预方案合乎法律却比当前可予采用的其他方案更具风险，这样的选择是伦理上可予采用的吗？或是我们可以假定上述情况不会发生，因为临床医生和研究人员（遑论研究伦理委员会）不会提出或者批准具有极高风险而不必要的治疗方案？不过，倘若发生了上述情形，我们还能够声称理性自主性——知情同意程序使其具有了操作性——是医学和研究伦理的基本原则吗？或是我们将不得不承认其他的伦理标准——它们与知情同意无关——也同样重要？

另一方面，以理性自主性的观念论证知情同意的正当性又有所不足：它既无法解释对于无行为能力（non-competent）的患者的治疗何以具有正当性，也无法解释在医疗干预的复杂程度超出患者和受试者的认知能力范围（他们具有其他行为能力）的情况下开展治疗何以具有正当性。在我们看来，如果硬性要求患者和受试者必须符合理性自主性的苛刻观念，他们所需具备的能力条件将因为超负荷而无力满足，而因此无力给予同意的情形将大幅度上升。

这是医疗和医学研究的现实，而与此相关的讨论常常运用一系列心照不宣的假设来掩盖这一现实。人们假设临床医生和研究人员既不可能有意伤害其患者，也不可能提出他们认为不起作用、不专业、风险太大甚至不合法的干预方案；相反，人们假设临床医生和研究人员只可能提出他们认为合法、在专业上可予接受的干预方案，这些方案经过理性评估而被认为有益于患者（或是相同状态下的其他患者）和受试者而不太可能使其受到伤害。上述假设悄悄地将患者和受试者——对于有待其"批准"的选项——的选择限定在假设所假定的范围之内。在上述假设与所谓知情同意程序——鉴于其确保了对于个人自主性的尊重——是临床和研究伦理的基本原则的观点之间是存在冲突的。如果个人自主性是以一系列人们不可选择的规范性限制条件作为前提，那么，也就意味着还有其他的规范性标准作为伦理的原则，而对于个人自主性的尊重并不构成医疗和研究实践正当性的唯一的——甚至主要——基础。更具反讽意味的是，人们认为知情同意的标准程序是建构在个人决策所必需的信息披露的基础之上，而与此观点相矛盾的是，患者和受试者的所谓自主性仅仅是被动地对知情同意标准程序作出回应：患者通常被要求从非常有限的选项（往往围绕着一个项目）中作出选择——同意或是拒绝；受试者通常被要求对是否参与某个单一项目作出选择——同意或是拒绝。就此而言，我们是否可以认为生命医学实践中自主性的实现是以某种残余的家长制作为前提，而唯有依赖于这种家长制才能建构和保障所谓的个人自主性的实现呢？

同意交互活动的正当性：同意放弃权利诉求

与前述观点不同，我们认为应当将知情同意视为根植于沟通交互活动之中，并认为这一视角能够为知情同意的正当性提供更加广泛和（我们所确信的）更加令人信服的基础。我们将在这一节阐释用以论证知情同意正当性的另一种方法，而此方法所赖以立足的正是这一假设，即知情同意是一种独特的沟通交互活动类型。我们认为，知情同意交互活动通常应当被用于在特定的语境条件下以有限度的方式（in limited ways）放弃伦理、法律或是其他一些至关重要的制度要求。唯有在知情同意满足了一系列标准——本章稍后将对这些标准展开论述——的情况下，知情同意才被认为是有必要的或是不可或缺的。由于在对知情同意的正当性基础缺乏清晰了解的情况下无法界定同意交互活动的范围与标准，因此，我们首先讨论正当性问题。

我们在日常生活中很容易理解如何借助于同意交互活动放弃伦理或是法律方面的制度要求：同意，即意味着放弃了对于他人的某些要求——他人不得以某种方式对待我们（包括相应地放弃某些权利），意味着放弃了某些预期，意味着对伦理、法律上不可接受的行为给予许可。唯有当相应的行为受到伦理、法律或是其他制度要求的约束时，知情同意才应当发挥作用。我们无须唯有征得了他人的同意才能做出完全有权利作出的某项行为，无须唯有征得了他人的同意才能满足其合理预期，无须唯有征得了他人的同意才能过马路或是准时上班（如果具体到应当征询"谁"的同意才能过马路或是准时上班，其荒谬就更加明显了）。唯有当存在着法律、伦理或是其他制度要求，同时又有将其搁置一旁的现实需要时，才有同意与否的问题：例如，如果想在别人家的院子里野餐或是不到中午就下班，此时就有征询同意的需要了。

我们在日常生活中常常遇到如何借助于知情同意放弃针对某些行为的禁律，而若非基于同意，则这些行为将严重侵害我们的权利和合理预期。当某项行为可能侵害当事人的权利或是损害其合理预期时，当事人可以借助于同意放弃因此行为而可能遭到侵害的权利，或是改变因此行为而可能遭到违背的预期，当事人的同意因此为一种"否则将是不可接受的行为"提供了正当性基础。例如，简带着家人去罗杰的花园野餐；除非罗杰放弃将其赶走的权利，否则简及其家人的行为将可能构成非法侵入；也就是说，罗杰的同意为一项"否则将构成非法侵入的行为"提供了正当性基础。托尼采摘了苏的李子树；除非苏放弃要求他人不得擅自采摘的权利，否则托尼的行为将可能构成盗窃；也就是说，苏的同意为一项"否则将构成盗窃的行为"提供了正当性基础。再如，安径直越过排队的队列站在队首，除非排队的众人同意她站在他们前面，否则安的行为就破坏了人们的合理预期；也就是说，众人的同意为一项"否则将构成插队的行为"提供了正当性基础。作为一种日常行为，我们常常放弃有关不当行为的禁律诉求和合理预期，并以此允许某些人以原本不可接受的方式行事，而其相应的行为也因此具有了正当性。[1]

　　基于以上论述，我们认为在讨论知情同意的正当性基础之前，必须首先承认存在着基本的法律和伦理诉求以及合理预期——它们将有选择地被同意交互活动所放弃，并且承认存在着在特定情况下放弃这些诉求和预期的合理理由。本书不主张——列举与之相关的法律和伦理制度规范（人们的合理预期常常因为情况的不同而有所不同，更是无法——列举），而是认同于这样一个事实，即人们拥有范围极其广泛的、不同的伦理、社会和宗教观念，而在这些观念相互重叠所形成的共识中，某些伦理规范或者标准是得到普遍接受和认可的。本书也

74

　　1　试与以下论述相比较："当人们同意接受手术、同意发生性行为、同意打开家门让警察搜查、同意在法庭上作出不利于自己的证词时，他们也就将原本对其人身或是其他权利构成侵害的行为转变为不具有侵害性或是正当的行为。"以上论述参见：George P. Fletcher, *Basic Concepts of Legal Thought* (Oxford: Oxford University Press, 1996), p. 109。

不主张——列举与之相关的重要法律规范，而是认同于这样一个事实，即尽管存在着不同的法律体系，但其对于某些行为的禁止是普遍的：例如，几乎所有的伦理观念和几乎所有的法律系统都颇为一致地禁止诸如伤害、酷刑、毒害、杀戮等行为的发生；几乎所有的法律系统都颇为一致地禁止诸如暴力、蒙蔽、胁迫、强制、欺诈、操纵等行为的发生；几乎所有的伦理观念都颇为一致地认为上述行为是错误的并对之予以谴责。不同的法律和伦理观念存在非常广泛的一致性，尽管与之相关的条款、定义和规范的具体规定会有所不同。

我们接下来可能面临一个问题，即既然这些伦理和法律的制度要求如此至关重要、如此意义非凡、如此根深蒂固，那么，基于知情同意而放弃这些制度要求的正当性何在呢？既然这些制度要求很重要，它们就应当在任何情况下都能得到尊重、任何情况下都不得予以放弃。然而，在特定情况下拒绝基于特定的目的而放弃重要的伦理或是法律诉求，其所带来的可能是痛苦、伤害、损害、苦恼甚至死亡。[2]对于这

---

2 对此最权威的论述源于康德的《道德形而上学》（*Metaphysic of Morals*，6: 230-31），参见：Immanuel Kant, *Practical Philosophy*, tr. Mary Gregor (Cambridge University Press, 1996)。相对于社会契约理论，康德的论述可谓离经叛道；他认为政府的合法性并非源于被统治者的同意，而是建立在这样的基础之上：尽管强制在一般意义上具有侵害性，但是，当有必要为了阻止出现更加广泛的强制时，放弃权利从而让国家权力得以行使是合理的。详细论述参见：Onora O'Neill, 'Kant and the Social Contract Tradition', 载于：François Duchesneau, Guy Lafrance and Claude Piché, eds., *Kant Actuel: Hommage à Pierre Laberge* (Montréal: Bellar min, 2000), pp. 185-200。

一点，生命医学所提供的证据最为显著：患者和受试者有充分的、基于某种急迫性的理由同意实施一项——原本可能构成严重侵权或是违反患者和受试者合理预期的——医疗干预措施；也正是因为患者同意接受治疗、受试者同意参与研究，因而相应的制裁——如果未经同意将要遭受制裁——便成为伦理和法律上不可接受的行为。就此而言，可见同意并非最基本的伦理原则：同意毋宁是一种方式，它为原本可能违反重要的规范、标准或是预期的行为提供了正当性。[3]

在医学临床和研究实践中，同意的角色至关重要：这是因为医生和研究人员通常无法在不侵犯患者和受试者的身体或是对其健康、生命和肢体造成某种损伤的情况下提供和研究治疗。具有侵犯性和潜在伤害性的行为通常是被禁止的：因为这些行为可能导致痛苦、伤害、中毒甚至死亡。然而，在医疗和研究实践中，人们有充分的理由同意实施某些特定的介入性干预：这些干预可能在治疗中让某个患者受益，可能在研究中发现摆脱某类疾病的方法。然而，无论一项具有潜在益处的介入性干预如何顺利，它们都有可能引起不适、

75

3　试与以下论述相比较："有人错误地将同意视为无关乎立场和环境的超然原则（并将其与隐私、私密保护、反歧视等原则并列）；事实上，同意包含了隐私、私密保护、反歧视等权利，也就是说，权利的享有者以同意的方式放弃了与相应权利相关的利益"；以上论述参见：Roger Brownsword, 'The Cult of Consent: Fixation and Fallacy', *King's College Law Journal*, Vol. 15 (2004), 223–51 (p. 225)。我们增加一个观点，即同意可用于放弃遵循范围更加广泛的基本规范。

疼痛、焦虑和有害的"副作用";在更糟的情况下,还有可能引发并发症、造成严重伤害,甚至导致死亡。如果未经同意而采取了介入性和极具风险的医疗干预,则通常构成了对于重要的伦理和法律规范的违背。如果未经同意,则医疗措施——遑论手术——都有可能构成殴击(assault)或者侵害(injury):未经同意而使用强效药物或许等同于下毒;未经同意而开展临床试验或许是将受试者视为小白鼠。知情同意制度提供了一个有效的方法,使人们得以在特定的情况下以有限度的、清晰确定的方式放弃权利和预期,同时仍然坚持只要这些权利和预期没有以特定的方式予以放弃,它们就仍然应当受到尊重。近数十年来,尽管在有关临床和研究伦理的讨论中知情同意日趋居于中心地位,但人们对于以上所述事实的认可却已由来已久。[4]

任何人只要是未经同意而开展医疗或者研究活动,都极有可能违反了重要的伦理和法律规范:在违背患者或者受试者意愿的情况下进行医疗或是研究干预,则当事人极有可能违反了有关禁止实施暴力、胁迫、强迫等行为的伦理或是法律规范;在没有违背患者或者受试者的意愿但也没有征得其同意的情况下进行医疗或是研究干预,则当事人极有可能违反了有关禁止实施欺诈、操纵、蒙蔽等行为

4　P. Dalla-Vorgia, J. Lascaratos, P. Skiadia, and T. Garanis-Papadotos, 'Is Consent in Medicine a Concept Only of Modern Times?', *Journal of Medical Ethics* 27 (2001), 59-61.

的伦理（或许也包括法律）规范；在某些情况下，当事人未经同意而做出的行为可能同时违反了上述两类规范。如果未经知情同意而开展介入性的观察、治疗和实验，则当事人极有可能违反了重要的伦理和法律规范，同时也极有可能侵犯了个人的基本权利并构成对于一系列合理预期的公然蔑视或者忽视。

　　知情同意制度提供了一种常规方式，使人们得以有限度地放弃原本不可侵犯的权利要求。知情同意赋予特定条件下的医生或者研究人员以特殊的权利——某种许可——而使其得以实施原本遭到禁止的行为。当然，知情同意并不足以涵盖所有情况下对于伦理和法律规范的放弃，[5] 但是，作为一种可以可靠发挥作用的常规方式，知情同意让原本可能违背重要规范和标准的行为得以运作。就此而言，我们认为知情同意的作用并不在于为生命医学实践提供最基本的伦理标准，而仅仅是为有悖于——除非经由知情同意——重要的伦理和法律规范的行为提供正当性，同时有限度地让原本可能侵害他人权益、违背他人合理预期的行

5　例如，一些国家的司法制度禁止基于双方同意的同类相食以及基于双方同意的酷刑。但是，法律和司法上还是存在不确定性：例如，2004年针对德国食人者阿明·迈韦斯（Armin Meiwes）的审判就暴露在法律上存在不确定性：阿明·迈韦斯在辩护中声称其行为基于受害者的同意，一审法院判决过失杀人，上诉法院判决谋杀。此外，可参见：R. v. Brown [1993] 2 All ER 75 (HL)；下级法院认为基于双方同意的虐恋（sadomasochistic）行为是合法的，而上议院（House of Lords）二审推翻了所谓双方同意行为的认定。

为和干预得以运作。[6]知情同意提供了一种方式，使得原本可能遭到侵权行为侵害或是合理预期遭到违背的人得以在特定情况下以有限的方式放弃某些权利诉求，或是以有限的方式对其合理预期作出调整。

范围和标准

对于介入性治疗或者研究来说，患者和受试者是否给予同意至关重要；对于这一点，我们没有丝毫的怀疑。事实上，我们可以看到大量臭名昭著的案例：在未经同意的情况下开展医疗或者研究活动并因此导致伤害、严重伤害甚至致命伤害。纳粹统治下以医学研究之名所犯下的暴行，无异于为知情同意不可或缺的重要性提供了无可辩驳的证据。[7]同样证明知情同意重要性的还包括一些广泛受到讨论的医疗事故；[8]这些事故表明如果知情同意制度得到尊重，则患者或者

6　Roger Brownsword 'The Cult of Consent'. 作者对当前将知情同意视为无关乎任何立场之伦理规范的倾向进行了深刻的批评，也因此让我们对于知情同意正当性的解释受益良多。

7　G. Annas and M. Grodin, *The Nazi Doctors and the Nuremberg Code* (Oxford: Oxford University Press, 1992)；此外可参见本书第一章注释2中迈克尔·伯利(Michael Burleigh)的论述。

8　例如，James H. Jones, *Bad Blood: The Tuskegee Experiment* (New York: Free Press, 1993); Jonathan D. Moreno, *Undue Risk: Secret State Experiments on Humans* (London: Routledge, 2000). 更加广泛和深入的讨论参见：Rosamond Rhodes, Margaret P. Batting and Anita Silvers, eds., *Medicine and Social Justice: Essays on the Distribution of Health Care* (New York: Oxford University Press, 2002)。

受试者可能拒绝给予同意，并因此而有可能避免严重伤害的发生。

我们同样不怀疑权力与信息的相对不对称（lesser asymmetries）在医学临床和研究实践中颇为常见；这种不对称有可能让掌握权力和信息的一方更易于违反知情同意的制度要求，并因此让患者和受试者更易于遭受严重的误诊误治。不过，尽管知情同意有着方方面面的重要性，但并不意味着——当有必要获取同意时——必须按照统一的方式、统一的标准征询和给予同意。

本节的讨论将从重新思考知情同意的正当性基础转移到重新思考知情同意的范围和标准。就医学和研究实践而言，在何种情况下同意才是必不可少的？在同意必不可少的情况下，征询和给予同意应当满足何种标准？正如前文所论述的，知情同意并非最基本的伦理原则；也就是说，存在着远比知情同意更加基本的伦理和法律准则。我们将在本节中论证以下观点，即无论在推行知情同意程序还是征询和获取同意的特定过程中，都必须考虑到在何种特定情形下将放弃哪些特定的基本规范。就此而言，不同的临床和研究干预所需要的是不同——而非统一——的同意标准。本章最后两节将通过案例对与设定统一标准相关的议题进行探讨。

正如我们在前两节所主张的，同意的沟通交互活动可被用于为原本因为不具备适当的伦理或者法律标准，或是无视合理预期而可能严重侵害他人权利的行为提供正当性；这也就直接表明了并非所有"与他人相关的"[9]行为都需要获取同意——无论生命医学还是其他领域都是如此。对于被许可（permissible）的行为来说，由于这些行为不涉及违反伦理或者法律规范，因而无须获取同意。有些行为不涉及放弃重要的伦理或者法律规范，这类行为若非违背合理预期，否则也无须获取同意。[10]也就是说，临床医生无须在征询患者的同意之后才能谈论与医疗无关的话题、询问患者的感受、向他们表示关心，或是才能关上办公室的窗户；研究人员也无须在征询受试者的同意之后才能谈论自己眼下的工作、工作中的趣味或是其重要性。临床和研究实践中存在无数诸如此类的被许可的行为，它们都不涉及违反规范，因而也无须获取同意。

　　在医疗或是研究实践中，唯有在未经同意而实施干预违反了重要规范或是违背了合理预期的情况下，知情同意才是不可或缺的。就此而言，知情同意的制度范围并非是由自主性（无论是何种自主性）的原则所设定的；其制度范围是

　　9　约翰·斯图亚特（John Stuart Mill）在《论自由》（*On Liberty*）中颇有助益地对与他人相关的行为（other-regarding action）进行了区分：一是对他人产生影响的行为；二是仅仅关乎自己而不对他人产生影响的行为。这是约翰·斯图亚特著名的个人自由观的基础。

　　10　就不符合合理预期但在法律和伦理上可允许的行为而言，即使这些行为不对他人构成侵害，其行为的开展也还是需要经由同意（consent）或是至少需要达成一致（agreement）。例如：如果汤姆依赖于苏在午餐时间会留在办公室，他也在外出时从不锁门；因此，苏在午餐时间需要外出，她就理应征询汤姆的同意或是与其达成一致。

由——当介入性的医疗或者研究干预措施在伦理上可被接受时——所必须放弃的伦理和法律规范所设定的。

为什么我们认为知情同意的制度范围应当由被放弃的规范所设定的呢？为此，需要重新思考《纽伦堡守则》和《赫尔辛基宣言》是如何设定知情同意的：尽管它们对于知情同意所须满足的标准的规定截然不同，但在知情同意的制度范围方面采取了一致的立场。这两份文件都立足于一个假设，即可以为所有针对人类主体（human subjects）的介入性研究设定一个统一的标准。不过，在我们看来，所谓适用于所有医学研究——遑论所有的医疗措施——的统一标准是无法成立的。

《纽伦堡守则》将暗示或者默示同意（implied or tacit consent）视作为所有医学研究活动设立了适用标准。它要求受试者：[11]

> 应当具有表示同意的法律行为能力，应当置身于能够自由行使选择权的环境中，应当没有任何暴力、蒙蔽、欺诈、胁迫、僭越，或是其他隐秘形式的强迫或者强制因素的介入，应当充分了解和理解相关研究的各项内容并因此能够基于理解和理性作出决定。

11　参见本书第一章有关《纽伦堡守则》的讨论。

　　《纽伦堡守则》的上述规定突出强调了能力而非行为；

这一规定为知情同意设立了过低的标准。从表面上看，上述

80　规定似乎——在其他保障措施到位的情况下——为医学研

究中的常规性活动提供了合理的标准，似乎只要研究项目得

以运行就足以证明获得了知情同意，而所有可能遭到拒绝的

研究项目也都恰好是被禁止的。然而，对于更加复杂或是更

具风险的医学干预来说，《纽伦堡守则》所强调的"表示同

意的法律行为能力"以及"充分了解和理解"相关研究的各

项内容无异于设定了过低的标准。我们不禁要问：确保一个

人具有"同意（或是拒绝）的法律行为能力"就能够确保其

"适当地"行使这种能力，确保其"基于理解和理性作出决

定"从而放弃或是不放弃某些重要的规范或是预期吗？

　　正如本书第1章所讨论的，《赫尔辛基宣言》所设立的

相对更加严格的标准也存在问题：我们不可能做出完全明示

和完全具体的同意行为，甚至也几乎无法做出高度明示和高

度具体的同意行为。此外，由于高度明示和高度具体的同

意无异于向患者提出了极高的要求，《赫尔辛基宣言》以及

与之类似的标准都无法将这些要求从研究领域延伸至医疗实

践。《赫尔辛基宣言》式的要求范围不可避免地非常狭窄，

其原因就在于——准确地说——为知情同意设立了（不切实

际的）过高标准。事实上，这些标准非常严格，以至于很少

是真正属于知情同意范围内的标准。

　　以上论述旨在表明企图为一切知情同意交互活动、一切

知情同意程序、一切知情同意书制定统一的标准毫无意义可言；而一旦不存在统一的标准，所谓确定知情同意的制度范围也就毫无意义可言——其成功的几率也是微乎其微。对于医学干预来说，哪种知情同意的制度要求更加恰当，不仅是基于不同的医学干预而应当有所不同，而且还取决于借助于知情同意所将违反的具体规范。就此而言，所谓为一切研究干预或是临床干预——遑论同时为两者——设立统一的知情同意标准不过是一种幻想。尽管在常规性的医疗——例如随机临床试验——或是研究工作中设立标准化的知情同意程序、制定标准化的知情同意书或许有一定益处，但几乎没有任何理由认为可以将一切工作纳入一套统一的知情同意标准或是程序范围之中（本书第五章和第六章在讨论通常为流行病学或二手数据分析所采用的回顾性研究时再予以论述[12]）。

同样，在临床实践中，常规医疗活动与复杂医疗干预之间也是有所区分的。以常规医疗活动为例：当护士准备为患者抽取血样时，患者卷起袖子、伸出手臂但没有作出任何明确解释或是提供书面的知情同意；尽管这种同意是默示而非明示同意，但（在我们看来）护士因此而抽取血样并不构成

81

12　我们将在这些章节中论证对于仅仅属于侵入性或是潜在侵入性——而非介入性——的研究来说，《赫尔辛基宣言》所设立的标准极为不合理，因为侵入性研究所使用的是合法获得的（匿名化）信息。非介入性的回顾性研究不会置患者于危险之中，因为这类研究不对患者进行干预，不涉及暴力、胁迫或是强制。如果知情同意与回顾性研究相关，其相关性也只是在于放弃（假设的）隐私权的相关诉求。

侵权：她既没有使用暴力、胁迫、欺诈、操纵等手段，也没有违反其他的基本伦理和法律规范。另一种情况是患者反对抽取血样而护士也相应地停止了操作，此时护士也同样没有违反重要的伦理和法律规范。但是，如果患者反对抽取血样而护士将患者捆住或是注射麻醉剂从而抽取其血样，这种情况下自然没有默示同意可言；抽取血样的行为是对这名患者权利的侵害，侵害了其——患者没有通过知情同意而予以放弃的——不受强制和胁迫的法律权利。同样，如果一名医生使用极其简略的语言向患者提供诊断和治疗方案，其中省略了大量细节，则这名医生既没有试图寻求——也不会获取——患者对其所提议方案的高度具体的同意；不过，这种做法也是可以接受的：前提是所提出的方案不存在欺诈或者操纵患者，随后也并未采用强制或者胁迫手段对患者进行治疗。

在我们看来，唯有在所提议的医学干预不是很好理解，而未经同意实施干预不仅违反了重要的伦理和法律规范而且极具风险的情况下，更加严格的知情同意标准才有其一定的必要性。就复杂的临床和研究干预而言，如果是在没有获得当事人（相对）明确的同意的情况下予以实施，就有可能违反了重要的伦理和法律规范，并有可能造成严重的或是长期的伤害或者损害。当医生为患者开具存有严重"副作用"的化疗药物时，这名医生有必要清楚地说明这些副作用的具体性状，否则，这名医生就有可能面临欺诈指控，被认为向患者开具了患者对其副作用既不理解也不认为可以接受的药物。同样，如果招募受试者参与随机试验的研究人员不能确保受试者了解以下事实，即受试药物的功效是未知的以及他们所使用的可能是安慰剂而非药物，那么，研究人员就有可能在未来面临误导受试者的指控。总之，同意参与研究的受试者需要对他们将接受何种措施、可能遭受何种风险以及他们和其他人可能获得何种利益有所了解。在面对复杂、具有风险和情况陌生的干预时，人们有充分的理由要求相对明确和相对具体的同意。

　　然而，人们试图寻求一种适用于一切医疗和研究活动的所谓标准化的知情同意程序。我们认为，这种一揽子（a blanket approach）的思考方式恰恰表明人们对于同意为何重要缺乏理解。同意之所以重要，是因为同意是确保可能接受介入性干预的人不被虐待、不被操纵、不被折磨、不被严重的侵权行为侵害的一种方式；是因为同意旨在确保对当事人构成侵害的行为唯有在当事人放弃特定权利时才能够得以实施，而一旦可能违反重要的伦理和法律规范规定，这些行为就无法得以实施。同意的上述目标无法以所谓让征询同意所需要的信息披露越来越"完整"的方式来实现，也无法以将知情同意的标准处理成统一化的方式来实现；也就是说，知情同意是否必不可少，需要依据不同的具体情形而定，其相关规定并非越多越好。如果所开展的是非介入性的研究——例如使用合法获得和存储的匿名化数据进行二次研究，则此类研究并未对数据所隶属的"受试者"进行任何测试，也就很难被认为需要获得这些"受试者"的同意。[13]

我们不排除存在这样的情形，即研究人员出于对重要的伦理和法律规范的尊重而遵循《赫尔辛基宣言》的要求，将"研究目的、方法、资金来源、任何可能的利益冲突、研究者所隶属的组织、研究的预期收益和潜在风险以及可能产生的不适等信息"告知可能的受试者。然而，在绝大多数情况下，受试者都——极其合理地——不想了解这么多，他们只想知道所参与的研究可能对其产生何种影响以及自身——包括其他相同状况下的人——预期将获取何种利益、遭受何种潜在的风险。如果上述问题没有以可理解和准确的方式予以回答，则受试者有理由认为对方没有遵循适当的标准向其征询同意，而其表面上的同意不过是欺诈和操纵的结果，这种同意不能证明所进行的干预活动具有正当性。在诸如此类的情形中，受试者有理由提出争辩，称其并未提供真实的知情同意，甚至（视情况而定）称其同意是遭受暴力、蒙蔽、欺诈和胁迫的结果。

我们的结论是：企图建立统一的知情同意制度规范以适用于所有的介入性干预——遑论适用于所有的临床治疗和研究参与——是没有意义的。知情同意所适用的具体情形差异颇大；就建立标准化的知情同意程序和形式而言，尽管它们

13　本书第六章将对此予以进一步讨论。

可能在某些情况下有所助益，但没有理由认为这种标准化的程序和形式——遑论完全相同的程序和形式——在所有情况下都是恰当的。就此而言，没有一种简单的方法可用于界定知情同意的制度范围。同时还需要注意的是：除非重要的伦理和法律规范遭到违反，否则，是否给予同意就是无关紧要的。同样，也没有一种简单的方法可用于确立统一的同意程序标准：同意程序必须足够强大，必须足以确保除非当事人同意放弃伦理和法律规范所赋予的权利，否则一切侵害其权利的行为都不会得到执行。为了确保这一点，不同的情况下的知情同意程序标准应当有所不同：例如，向具有强大认知和行为能力的患者征询其对于一项常规干预的同意，其所适用的知情同意程序就应当与其他情形下的程序有所不同。

不同于采取简单的方式确立知情同意的制度范围（适用于"所有医疗干预"或是适用于"所有以人类受试者为对象的研究"）或是确立统一的知情同意程序标准，我们在重新思考知情同意时应当首先考虑知情同意放弃了哪些伦理和法律规范，考虑人们的相应行为——若非经由特定条件下的知情同意——将违反哪些伦理和法律规范。知情同意最重要之处在于：那些若非经由知情同意放弃，否则将遭到违背的潜在规范为人类社会设置了重要的伦理、社会和法律准则。未经同意而擅自插队，其所违反的规范较为细微；而未经同意滥开药物、滥用手术，或是强行拘禁实施精神治疗，其所违反的规范就重要得多。我们认为，存在一些至高无上的伦理和法律规范，它们是如此重要以至于任何可能受其影响的人都不得基于同意而放弃这些规范：例如，基于双方同意的杀人、酷刑、食人等行为，即便获得了同意，也被广泛地认为是不可接受的。就此而言，知情同意是第二位的规范；唯有在其他的规范和标准被视为不可或缺时，知情同意才具备发挥作用的环境和基础。当然，这并不表示或是暗示知情同意微不足道；恰恰相反，知情同意至关重要。

同意交互活动：沟通的标准

当知情同意被用于放弃除知情同意以外的伦理或者法律规范时，同意的征询和给予必须在方式上符合适当的标准。尽管为所有知情同意制定统一标准并不具有可能性，但是，我们仍然在此列举成功的沟通交互活动——人们借此征询、给予或是拒绝同意——所须考虑的一系列因素。本书第3章讨论了言语行为——它被行为人用于表达、传递和调整实践承诺和认知承诺。成功的知情同意交互活动以多种方式沟通并调整彼此间的实践承诺和认知承诺。本节旨在探讨成功的沟通——包括成功的知情同意交互活动——所须满足的若干认知标准，而下一节将探索成功的同意交互活动所须满足的包括伦理标准在内的其他标准。

我们在本书第3章提出致使沟通获得成功或是取得失败的方式多种多样。就认知而言，成功的沟通往往基于对于特

定规范的尊重，而失败的沟通则往往出于对于这些规范的忽 85
视或是蔑视。知情同意交互活动是（特定类型的）沟通交互
活动，因而它们必须遵循成功的沟通所须遵循的规范或是重
要规范。

　　成功的沟通首先需要运用听闻者能够听懂的语言；此
外，成功的沟通还必须让其内容易于为听闻者所理解，[14] 使
其内容与听闻者息息相关——而非充斥着大量无关紧要或是
令人分心——即使是可理解的——信息。如果蔑视或是无视
这些规范，则所试图开展的沟通将面临失败，其原因就在于
它未能充分调节以适应其听闻者：听闻者觉得这种沟通模糊
晦涩、混乱不清、无关紧要以及（最坏的一种状况）完全无
法理解。

　　如果同意的征询者和被征询者试图以彼此可以理解、与
彼此息息相关的方式进行沟通，他们就必须对彼此所具备的
背景知识有所了解：就其中一方已经知道、不想知道，或是
基于特定语境无须知道的事项进行沟通毫无意义。不过，即
便对可能导致沟通失败的原因了如指掌，沟通者也还是有可
能因为缺乏相应的能力而无法按部就班、成功地进行沟通，
或是没有相应的能力应对预期以外的情形。

　　即便在具备可理解性和相关性的情况下，沟通也未
必总是能够取得成功：例如，涉及真相主张的语言行为旨

14　某些情形下有必要对那些对于可理解性至关重要的规范进行区分：例
如句法、语义、语用甚至礼仪规范。

在将其主张告知其听闻者；唯有当此言语行为尊重特定的认知规范——特别是尊重有关真实性（truth）和诚实性（truthfulness）的规范时，沟通才能够取得成功；[15] 也就是说，唯有当听闻者假定真相主张所涉及的内容具有真实性以及是以诚实的方式说出真相主张时，沟通才能够得以开展、相应的主张才能够得到接收。

当然，具体情形颇为复杂：某些真相主张并不具有真实性（或是至少有部分不准确），其所说出的方式也并不诚实（或是至少有部分扑朔迷离）；某些真相主张可能具有真实性，但其说出的方式并不诚实，而其他一些则是以诚实的方式说出，但其内容并不具有真实性；还有一些所谓的真相主张既不真实也不诚实。如果某个真相主张所涉及的内容具有真实性，但其说出的方式并不诚实，则听闻者有可能相信这个主张的真实性而未能注意到其说出的方式并不诚实，或是正好相反，听闻者注意到这个主张的说出方式并不诚实，从而（可能是错误地）拒绝接受原本真实的主张。如果真相主张是以诚实的方式说出而其所涉及的内容并不具有真实性，则听闻者既有可能因为言说者是诚实的而接受了错误的主张，也有可能因为（错误地）认为言说者不诚实而拒绝接受，从而（以一种不可靠的方式）避免接受错误

15　参见：Searle, *Speech Acts*；我们采用作者所用术语，将言语行为（speech acts）称为"代表"（representatives）。

的主张。如果真相主张既不真实也不诚实，则听闻者有可能以各种方式被误导。就此而言，我们最好是将有关真实性和诚实性的规范视为监管性（regulative）——而非构成性（constitutive）——的规范；之所以称其为监管性的规范，是因为违反这些规范并非只是有害于而是将彻底损害和破坏真相主张的沟通与回应。

正是出于上述考虑，听闻者常常对他人所提出的真相主张谨慎以对：他们需要考虑这些主张是否准确、说出这些主张的人是否诚实、沟通中的言语行为是否既不准确又不诚实。不过，即便真相主张（被怀疑为）不准确或是不诚实，沟通者也还是必须依据有关真实性和诚实性的规范——以及规范的实践——作出和解释这些真相主张。也就是说，如果试图成功地欺骗他人，言说者必须假装自己切实遵循有关真实性和诚实性的规范；如果试图成功地解释他人的真相主张，言说者必须假定——即使此后可能抛弃这个假定——相关真相主张所涉及的内容具有真实性、其所说出的方式具有诚实性。如果听闻者认为言说者并不旨在说出真相、彻头彻尾地不诚实，或是两者兼而有之，则听闻者将不再认为言说者所说的是真实的。听闻者可能理解言说者说了什么，但不清楚言说者所说的是事实还是幻想，是报道还是谣言，是幻觉还是真相。

听闻者所面临的困难是典型的欺诈性沟通所无法涵盖的。所谓欺诈性沟通，是指所进行的沟通完全是虚假的，或是建立在精心编织的谎言、蒙蔽、遁词和不诚实的基础上。蓄意欺诈往往与夸大其词、避重就轻以及混淆视听相交织。正是因为如此，我们往往极为关注真实性和诚实性规范的否定性内核（negative core）；也就是说，只要所面对的可以被理解的真相主张合乎当下的意图以及没有显现出不诚实，我们就认为由此所展开的沟通是合乎规范的。

即使从上述规范的否定性内核出发，也还是对真相主张的言说者和听闻者提出了颇高要求。即便真相主张的听闻者和阅读者可以完全理解相关主张，他们也还是有可能出于各种原因而错误地看待真相主张；也就是说，他们充分理解真相主张说了什么，但没有意识到其中的微妙之处，从而认为其主张是一种（例如）虚构或是幻想。在某些情况下，听闻者也可能没来由地轻信或是盲从权威从而接受某个真相主张，或是同样没来由地怀疑从而拒绝某个真相主张，或是一时兴起而毫无原则地相信或是拒绝相信某个真相主张。与此同时，听闻者也可能过度地相信或是怀疑言说者是否诚实，也可能在言说者是否诚实的问题上犹豫不决。

知情同意交互活动是含有真相主张的沟通交互活动。就此而言，知情同意唯有在参与交互活动的沟通各方都能够承担认知责任的情况下才能取得成功。同意交互活动要求行为人尊重成功的沟通所须满足的认知规范，其中既包括与可理解性和相关性相关的规范，也包括作出、理解和回应真相主张所须满足的规范。任何对于同意的征询，都应当附有对于所提议的行为或是干预措施及其可能的影响——包括风险和收益——的说明和解释：例如，外科医生需要解释手术的内容、可能给患者带来哪些好处和风险；研究人员在为临床试验招募受试者时应当解释其所参与项目的内容以及受试药物可能产生何种影响。知情同意交互活动中含有真相主张，唯有遵循使真相主张得以成功作出的相关规范，知情同意才能取得成功。

如果我们所依赖的是信息传递的管道/容器模型，则上述规范要求将在很大程度上遭到掩盖；也就是说，一旦将沟通交互活动视为（专业人员）信息披露基础上的（患者和受试者）个人决策，则我们将忽略成功的同意交互活动所须满足的诸多规范。我们并非主张信息披露对于成功的知情同意交互活动不必要，而是恰恰相反，我们认为信息披露对于同意必不可少：如果缺乏必要的信息，人们如何知道自己因何而被征询同意，又将对什么给予或是拒绝同意？但是，仅仅是信息披露并不足以成功开展沟通交互活动，特别是不足以成功开展知情同意交互活动。管道/容器模型强调沟通的内容而忽视行为人，因而遮蔽——甚至掩盖了——有效的沟通交互活动所须满足的独特规范，特别是遮蔽甚至掩盖了对于理解和回应——知情同意交互活动中所包含的——真相主张必不可少的规范。

因此，仅仅基于可理解性和相关性并不足以开展在认知上负责任的、成功的沟通。无论是提出行动建议还是对建议作出回应，其中所包含的真相主张都必须足够准确。我们在本书第3章指出，沟通的行为模型将沟通视为各方参与者基于其背景知识和推理能力而开展的活动；我们同时指出，言语行为——特别是征询同意以及对征询做出回应的言语行为——不应当是完全明示同意或者完全具体同意。基于以上论述，可见当人们就所提议的干预措施征询同意时，我们不应当指望其所披露的信息涵盖了"全部真相"，也不应当指望相应地做出回应的人提供"完全具体"同意。不过，我们可以指望有关同意的征询——对于被征询同意的人来说——是可理解和息息相关的，同时指望其中所包含的真相主张足够准确。同样，我们也可以指望相应的回应是以——对于征询同意的人来说——可理解和息息相关的方式给予或是拒绝给予同意，同时指望其中所包含的真相主张足够准确。如果不符合上述认知规范，则有关同意的征询及其回应均可归于失败。如果沟通交互活动中所包含的真相主张让对方无法理解或是与之毫无关系，或是或多或少地有着不准确之处（最糟糕的是：完全不准确！），则此沟通交互活动无法为知情同意或者知情不同意提供所需的真相主张基础。实际上，知情同意的说法不过是一种重复，因为不知情的同意实则并非同意：如果患者/受试者对于所提出的方案没有或是缺乏了解，则无论他们如何积极地给予完全同意，其所达成的同意都不能被称为同意，都不能被视为是对所提议行为的许可。

如果将知情同意视为一种信息披露，则其在许多方面都与上述沟通的规范标准不相符合；也就是说，如果将临床医生/研究人员仅仅视为信息的披露者，则所谓沟通中的可理解性、相关性以及准确性都不过是一种额外的——或许是道德层面的——要求，而非征询、给予或是拒绝给予同意的沟通交互活动之所以获得成功所必需的认知规范。如果告知患者/受试者从而使之知情的唯一理由是提供其个人决策所需要的材料，则我们将忽视这一事实，即同意是一种交互活动，除非患者/受试者——他们通常仅仅被视为知情同意的接受者——遵循成功沟通所须遵循的规范，并基于可理解性、准确性以及与征询同意的人的相关性做出回应，否则，同意交互活动就可能归于失败。忽视这一点的代价颇为高昂。如果患者/受试者对于向其征询同意的提议缺乏足够的理解，或是以向其征询同意的人所无法理解的方式做出回应，或是同意交互活动中任何一方的真相主张不够准确，则所给予的"同意"存有缺陷，同时也无法为所提议的干预提供正当性。

毫无疑问，对于相信信息披露才是知情同意重中之重的人来说，信息披露所披露的内容往往被认为易于为听闻者所理解、与听闻者息息相关，并且具有足够的准确性。然而，以牺牲对于沟通交互活动所须遵循的规范的全面解释为代价而仅仅聚焦于信息披露，无异于是忽略了——作为充分沟通之基础的——认知规范的重要性，尤其是忽略了沟通的相互性，忽略了沟通为检验、挑战、纠正和捍卫真相主张提供

90 了机会。（完全）具体的知情同意所要求的信息披露不过是一个虚幻的理想，它"轻率"地要求"披露一切信息"：其所遵循的路径既可能符合也可能不符合真相主张所须符合的认知规范。在我们看来，足够的准确性比虚幻的完整性更加重要：这是因为对于成功的知情同意交互活动来说，真相主张的沟通是其不可或缺的基石。信息披露不足以确保成功沟通所须满足的认知规范得到遵循。至于"为个人决策披露信息"的知情同意观念，正如我们将在下一节所讨论的，是无法为同意交互活动所须满足的规范提供清晰解释的。

同意交互活动：承诺

本书第3章讨论了言语行为往往被用于产生、调整、传递实践承诺和认知承诺。同意交互活动不仅仅是语义内容的交换，其本身也是由言语行为所组成：沟通中的任何一方都是通过言语行为而与对方交流，并由此展示和作出实践承诺和认知承诺。人们通过言语行为征询同意，通过言语行为传递所提议的内容，通过言语行为承诺将基于同意做出相应的行为而非出现其他情形。同样，给予同意的一方也是通过言语行为表达同意，通过言语行为传递其对于相关提议的理解，通过言语行为承诺将由此提议所展开的行为视为可接受的行为。拒绝给予同意的人通过言语行为传递了其对于提议的理解，并通过言语行为发出警告，称其不承诺将由此提议所展开的行为视为可以接受的行为。

更加具体地说，征询同意的一方围绕着其所提议行为的真相主张展开沟通，并承诺将在获取同意并仅仅在获取同意的情况下按照所提议的方案行事：例如，外科医生解释手术内容（从而提出相应的真相主张）并承诺将在获得同意并仅仅在获得同意的情况下（从而作出有条件的承诺：当且仅当患者同意的情况下）执行该手术（而非其他操作）。就此而言，征询同意的言语行为具有双重功能：一是就所提议的内容展开沟通；二是作出有条件的承诺。

与之相应，被征询同意的一方围绕其对于所提议内容的理解（从而提出相应的真相主张）展开沟通，并承诺不会将符合提议的行为视为一种侵害或是对之予以反对（从而作出了有条件的承诺）。拒绝给予同意的一方围绕其对于所提议内容的理解（从而提出相应的真相主张）展开沟通，并警告称其不承诺不将由此提议所展开的行为视为一种侵害和损害，或是对之予以反对、发起投诉甚至诉讼（从而拒绝作出有条件的承诺）。作为给予和拒绝同意之手段的言语行为因此具有三重功能：一是患者/受试者就其对于所提议内容的理解展开沟通；二是作出或是拒绝作出有条件的承诺；三是围绕所作出或是拒绝作出的承诺展开沟通。

除非征询、给予或是拒绝给予知情同意的言语行为不仅符合有效沟通所须满足的标准，而且符合作出相关（有条件的）承诺所须满足的标准，否则，由此所展开的言语行为将面临失败。诚如前文所述，这些标准涉及一系列具有实质内容、要求颇高的认知规范。相较于诉诸个人自主性或是不切实际地要求实现完全明确和完全具体的知情同意，这些认知规范为知情同意的征询设置了更加清晰以及彼此具有差异性的标准。遵循这些规范而展开沟通，其所形成的是真实的同意或是真实的不同意；遵循这些规范而展开的沟通既无须过于依赖患者／受试者的认知能力，也无须过于依赖他们的自主行为以及作出选择的能力。[16] 正如我们所强调的，这种沟通不需要——事实上也不可能——是完全明确或者完全具体的。

92　　成功的沟通交互活动还必须满足范围更加广泛的认知和伦理标准。尽管在某些情况下很难确定某个给定的规范究竟是认知规范还是伦理规范，但幸运的是我们通常无须确定这一点。我们只需注意到沟通中的某些失败被视为源于认知，而另一些则被视为源于伦理：例如，即便一项提议对于被征询同意的一方来说是可理解的、息息相关的、准确的、没有遗漏任何实质性内容，而且提出提议的一方和被征询同意的一方都作出了有条件的承诺，该提议还是有可能最终被证明是虚假或是不可靠的；即便一项提议表面上符合成功沟通所须满足的标准，也还是有可能因为中间环节而无法将信息真

16　Bernard Williams, *Ethics and the Limits of Philosophy* (London: Fontana, 1985), p. 194；作者认为"自主的行为主体被施加了过于沉重的伦理压力"。

正传递给被征询同意的一方。更加重要的是，如果同意一方遭受了暴力、胁迫、强制或是拘禁，则其所给予的任何"同意"都是虚假的，其表面上作出的任何有条件的承诺都是无效的。如果对于同意的征询或是表面上所作出的承诺违背了——例如采用了暴力、胁迫、拘禁、强制、欺诈、蒙蔽等方式——重要的认知和伦理规范，则要求对方通过知情同意放弃相应权利的请求——即便请求是真实的——都将归于失败。

不幸的是，与征询同意相伴随的往往是或多或少地对于暴力、胁迫、拘禁、强制等手段的公开或是暗地使用。这是对于同意的虚假征询，它所提出的是"你不能拒绝的提议"，也就因此成为没有人真实地予以接受的提议。[17] 唯有围绕提议展开有效沟通并作出与提议相契合的承诺，同意才真正具有真实性和正当性。同意可以被给予，但不能被榨取。

另一方面，被征询同意的一方也可能因为无视相关的伦理和认知规范而削弱了其所给予的同意的充分性。在这种情况下，即便相关提议是可理解的、相关的、准确的、没有忽略任何实质内容的，同时提出提议一方的承诺是可靠的并且没有使用暴力、胁迫、拘禁、强制等手段，无视伦理和认知规范的同意也不具有真实性和正当性。此外，即便征询同意

17　Onora O'Neill, 'Which are the Offers You can't Refuse', 载于：*The Bounds of Justice* (Cambridge: Cambridge University Press, 2000), pp. 81–96 。

93　　的一方符合伦理和认知规范，如果被征询同意的一方误解了相关提议并在此误解的基础上给予或是拒绝给予同意，或是以征询同意的一方所无法理解的方式表示同意，或是作出令人难以理解的回应，或是表达不清和所指不明，或是仅仅同意在当下实施提议而拒绝将提议付诸后续的行为，则他们所给予或是拒绝给予的同意也还是不具有真实性。被征询同意的一方之所以有此不足，既有可能源于其在认知能力或是伦理标准上存在缺陷，也有可能是出于一些特定的原因。这些不足和缺陷并非微不足道；唯有彻底消除这些不足和缺陷，才能够真正成功地给予和拒绝给予同意。

　　以上论述也与当下有关默示同意的讨论密切相关：在通常情况下，我们认为只需取得默示同意——例如抽取血样时伸出手臂表示同意或是摇头表示拒绝——就足够了。姿态和手势也是一种沟通交互活动，也必须满足可理解性、相关性、准确性等相关规范。这种规范要求我们不能对明摆着的事物视而不见（例如，在盲人眼前架上望远镜），也不能以难以理解的方式（例如，在黑暗中点头或是摇头）表示"同意"或是表示"拒绝"。以不诚实的方式表示同意非但不恰当，而且是一种错误的行为：例如，同意一份条款却对基于此条款而做出的行为"有所保留"。除非被征询同意的一方真正领会被征询的具体内容，真正领会其所面对的是一个请求（而非——例如——命令或是威胁），并因此真正领会自己并非是非要接受不可，随后能够基于足够的可理解性、相关性和准确性给予或是拒绝给予同意，同时承诺不将基于其同意而做出的行为视作对其权利的侵害，否则，给予或是拒绝给予同意的行为都是失败的。

　　一旦被征询同意的一方给予或是拒绝给予同意，征询同意的一方必须以适当的方式对其做出回应：他们同样必须理解对方同意什么、不同意什么、哪些同意、哪些不同意。如果是同意，则可基于此同意而做出相应的行为；如果是不同意，则必须遵守此前的承诺而不得做出相应的行为。唯有当双方都能够尊重对方——与沟通交互活动相关——的认知规范、尊重对方——与作出认知承诺和实践承诺相关——的伦理规范时，真正意义上的知情同意才能够得以实现。

　　当然，即便对于同意的征询和回应在满足认知规范方面无可挑剔，知情同意交互活动也还是有可能遭遇失败：例如，当其中任何一方的承诺被证明不可靠时，真正意义上的知情同意也就随之失败。征询同意的一方可能没有遵守为征询同意所制定的条款，或是没有理会对方所明确表示的拒绝。就知情同意所遭受的失败而言，它们或大或小，或是没有满足某些条件，或是出于微不足道的失误，或是因为可靠性的完全丧失，或是最糟糕的情况——有胁迫、暴力、拘禁、强制等因素参与其中。被征询同意的一方也有可能没有遵守他们所同意的条款，甚至可能追溯性地提出诉求，声称征询同意的一方完全基于其同意所做出的合理行为是不够妥当的甚至构成伤害。

结论：实践中的同意

信息与沟通的管道／容器模型与建立在个人自主性基础上、为知情同意及其所需的信息披露寻求正当性的论证方式相互叠加，共同误导和扭曲了我们对于知情同意的思考。管道／容器模型狭隘地聚焦于知情同意中一方的信息披露以及另一方的"自主性"个人决策。如果是以如此狭隘的方式思考知情同意，则我们将忽视这一事实：即人们是在作出真相主张、作出认知承诺和实践承诺的沟通交互活动中征询、给予或者拒绝知情同意的，同时我们也将忽略这一沟通交互活动所须关注的重要认知和伦理规范。

基于管道／容器模型思考知情同意，上述疏忽便不足为奇。如果将同意仅仅视为个人自主性（无论何种定义）的一种体现，则我们将无视存在一些基本的认知和伦理规范而这些规范将在同意交互活动中因为同意而予以放弃、为了成功开展同意交互活动而需要搁置。也正因为无视上述事实，我们因而认为通过——诸如信息的披露或者传递之类——仅仅关乎个人（self-regarding）的言语行为就可以实现对于同意的征询；至于人们充分而恰当地展开沟通所必不可少的基本规范，则基于管道／容器模型而遭到了忽视。相应地，我们也将对所征询同意的回应仅仅视为与个人的自主决策相关，从而忽略了给予或是拒绝给予同意的过程中沟通的重要性，遮蔽了这一过程中承诺的重要性。此外，我们还将忽略作为知情同意之运作背景的各种制度要求、权利义务、预期和相关立法，忽略作为充分沟通之组成部分的认知和伦理规范，[18] 并因此认为唯有完全和明确地披露信息，"自主性个人决策"才能够得到尊重。如果依赖于管道/容器模型，我们就有可能认为知情同意应当将完全和明确的信息披露视为对其理想的实践——尽管我们知道无论完全还是明确的信息披露均无实践之可能。

　　我们认为在思考知情同意时应当充分考虑沟通所必须遵循的认知和伦理规范。与管道/容器模型相比，我们所提出的方法具有许多优点。简要言之，主要包括以下六点：第一，不再将医疗与研究活动的正当性仅仅或是过度置于个人自主性（无论何种定义）的观念基础之上；第二，考察同意所必须遵循的规范基础有助于说明何以公共性的医疗和研究活动不<u>应</u>受制于知情同意的制度要求；第三，我们将知情同意视为在特定情况下放弃某些重要规范的方式，这就意味着存在着作为知情同意之前提的伦理、法律和专业规范，同时

95

18　假装尊重而实则破坏了——旨在构建良好沟通的——认知规范的典型例子，是在所作说明的角落以极小的字体印上免责条款。这种看似沟通而实则未能真正实现沟通的行为常常出现在营销药物、销售保险以及产品说明中。令人感到怪异的是以极小的字体印上一段免责声明——即便没有达到沟通目的——就被认为足以转移法律责任：披露即被视为免责。这种行为是否在伦理上可予接受，就是另一回事了。相关论述参见：Michael Power, *The Risk Management of Everything: Rethinking the Politics of Uncertainty* (London: Demos, 2004), http://www.demos.co.uk/catalogue/riskmanagementofeverythingcatalogue/。

也意味着知情同意本身不足以为任何医疗和研究活动提供完整的正当性基础；第四，我们将知情同意交互活动视为是以有限度的方式放弃某些伦理、法律和专业规范，由此我们也就可以区分何为征询和给予同意的真实方式、何为征询和给予同意的虚假方式；第五，我们所提出的方法有助于给予/拒绝给予同意的人相对清晰地认识自身所须遵循的标准，尽管这些标准并不统一；第六，正是因为所须遵循的标准并不统一，因而有必要避免依赖所谓完全明确/具体的同意观念，我们认为这一观念是过度和有问题的。

　　我们以上述方式理解知情同意交互活动，从而肯定了
96 知情同意的重要性，并认为这种重要性源于知情同意交互活动有助于提供一种保护——从而免遭严重侵权行为的侵害，有助于提供一种证据——从而证明没有违背规范的行为发生，有助于提供一种保证——从而确证存有预防不当行为的系统方法。也就是说：第一，成功的同意交互活动通过对原本可能侵害和伤害患者/受试者的介入性干预实施控制，从而有助于防止严重侵权行为的发生，而唯有被征询同意的人才能够放弃某些重要的伦理规范；第二，当被征询同意的人同意放弃这些规范时，他们也就为介入性干预的实施者提供了此后可予引证的证据：在表明此介入性干预不构成侵权的同时，证明了干预活动的正当性；第三，就医疗和研究领域而言，知情同意程序的系统运用有助于向医患之外的第三方提供一种保证，即保证存在制度性的方式以阻止严重侵权行

为的发生。如果无须经由知情同意即可开展任何介入性的治疗和研究，则患者和受试者将无从获得保护以免遭暴力、欺诈、蒙蔽、胁迫、拘禁、强制等因素的侵害；如果无须经由知情同意即可开展任何介入性的治疗和研究，则介入性干预的实施者也无从证明其行为的正当性，而社会公众也无从相信由此所导致的侵害并非制度性的结果。

97

第五章　信息隐私与数据保护

　　我们认为知情同意是一种独特的沟通交互活动：行为人借此以特定的方式放弃某些伦理和法律规范。基于此观点，我们开启了对于知情同意的重新思考：例如，我们思考了如何运用知情同意程序放弃有关禁止侵犯他人身体的规范，从而使得介入性的医疗和研究参与得以开展。如果没有以知情同意的方式放弃上述禁止性规范，则相应的医疗和研究活动将遭到严格限制，患者因此无法得到治疗，医学研究整体上将难以为继。

　　本章的主题转向将知情同意用于放弃某些原本构成侵入性（intrusive）而非介入性（invasive）行为的禁止性规范。所谓介入性行为，是指相应的行为（强制、拘禁、损害、伤害、残害、毒害甚至杀戮）对他人身体的完整性构成侵犯，或是相应的行为（威胁、非法闯入、偷窃、损坏或是破坏财产）对他们的自由或者财产构成侵犯。与介入性行为不同，侵入性行为所侵犯的是特定范围内的自由权（liberty rights）——通常指隐私权。隐私的概念多种多样，隐私权的概念也是多种多样：例如，在美国的有关隐私权的讨论中，人们通常极为广泛地将隐私权视为包含一切旨在保护个人免受介入性行为侵害的自由权，同时颇为经典地将隐私权视为"不受打扰的权利"的一部分。[1] 在英国的有关隐私权的讨论中，人们通常以相对狭窄的方式理解隐私，也相应地将隐私权视为一项针对侵入性——但未必是介入性——行为的权利（在美国被定性为非法介入隐私的行为，因而在英国被视为是对自由而非隐私的侵犯）。侵入性行为侵犯了他人隐私：它以特定的方式在未经他人同意的情况下搜寻、泄露或是公布他人的相关信息。由于人们术语使用上的分歧，致使我们有必要在此专门讨论信息隐私、信息隐私权以及不得滥用私人信息的义务。

98

信息隐私的概念多种多样；[2] 同时，人们提出大量不同的

1　Samuel D. Warren and Louis D. Brandeis, 'The Right to Privacy', *Harvard Law Review*, IV (5) (1890). 作者援引了库利法官（Justice Cooley）所创设的短语——"不受打扰的权利"（right to be let alone）。

2　例如艾伦·韦斯廷（Alan Westin）将信息隐私权定义为"个人、团体或是机构自行决定何时、如何以及多大程度上向他人传递信息的权利主张"；相关论述参见：Alan Westin, *Privacy and Freedom* (New York: Atheneum, 1967) p. 7。格雷姆·劳瑞（Graeme Laurie）将信息隐私定义为"个人信息处于不被他人获取的状态"；相关论述参见：Graeme T. Laurie, *Genetic Privacy: A Challenge to Medico-Legal Norms* (Cambridge: Cambridge University Press, 2002), p. 6。派伦特（Parent）认为"隐私是个人的未公开信息不被他人获取的状态"；相关论述参见：W. A. Parent, 'Privacy, Morality and the Law', *Philosophy and Public Affairs* 12, 4 (1983), 269–88 (p. 270)。魏因瑞伯（Weinreb）将信息隐私定义为"个人对于其自身信息被他人获取和传播的掌控"；相关论述参见：Lloyd L. Weinreb, 'The Right to Privacy', 载于：Ellen Frankel Paul, Fred D. Miller Jnr and Jeffrey Paul, eds., *The Right to Privacy* (Cambridge: Cambridge University Press, 2000), pp. 24–44 (p. 34)。

论点以论证存在各种不同的信息隐私权。[3]我们的讨论并不旨在论证哪种信息隐私权的解释更加合理，也并不特别依附于任何一种特定的解释。我们所聚焦的是信息的概念如何塑造了信息隐私的概念，以及如何进而塑造了有关尊重隐私权利的义务方式。

为保护隐私权益而设定与隐私相关的权利和义务是有其现实基础的。每个人都有无可争辩的理由要求保护其个人信息在未经同意的情况下免遭其他人——或是特定的其他人——的获取。有关隐私的讨论通常聚焦于特定类型的信息：例如，有关个人病史、宗教、性取向、私密和私人关系的信息。除这类信息之外，我们也有同样的意愿保护其他类型的信息隐私。本章前半部分将检视与"信息隐私"相关的概念，检视旨在为保护信息隐私而设定的权利和义务，同时检视不同的信息与沟通概念如何塑造了有关信息隐私的权利和义务。

本章后半部分将讨论一系列旨在履行和保障信息隐私义务的第二位义务。此前我们已经讨论了临床和研究干预活动中有关知情同意的第二位义务的重要性。有关信息隐私的第二位义务也同样重要：它旨在保障有关信息隐私的第一位义

3　例如，Laurie, *Genetic Privacy*，第一章和第二章对主张信息隐私权的观点进行了综述；其主要观点包括：信息隐私权为私密关系所必需、为心理健康所必需、为实践自主性所必需、为免于感到被侵犯所必需、为保护"家庭生活"所必需，等等。

务得到完全履行，并使其有可能获得法律上的支持：例如，英国为保护信息隐私而颁布了《1998年数据保护法》(*Data Protection Act 1998*)，其他国家也有类似立法。在本章后半部分，我们将再一次聚焦于特定的信息与沟通观念是如何塑造了有关信息隐私的第二位义务。

我们所要论证的是：当代人们对于信息隐私及其第二位义务的思考——与对于医疗和研究领域中知情同意的思考一样——同样因为依赖于信息与沟通的管道/容器模型而常常遭到扭曲。我们的论证旨在表明：聚焦于行为模型和沟通交互活动将有助于弥补这种扭曲。信息与沟通的行为模型为我们提供了一个阐释框架：不仅能够更加清晰地阐释信息隐私的要点、限度以及与之相关的权利和义务，而且为思考——旨在使信息隐私得到尊重的——第二位义务提供了有利条件。我们的观点是：与其诉诸数据保护制度，不如聚焦于私密保护规范 (norms of confidentiality)；后者更加有助于我们对于信息隐私的讨论。

信息隐私权

100

人们往往从相对于他人的某种认知或者沟通行为而享有的（其所假设的）隐私权的角度来理解信息隐私权；而所谓隐私权，往往被认为是一项旨在反对他人获悉某人某事，或是旨在反对他人陈述、交流、公布某人信息的权利。就此而言，我们的讨论有必要首先回答：如果一项获悉某人某事或是向第三方告知他人信息的行为是非介入性的，也因此没有侵犯当事人的非信息性自由权利（non-informational liberty rights），那么，为什么这项行为就应当被视为在伦理上是有问题的呢？

这个问题有其无可争议的一面：当发现自己成为别人关注的目标时，我们往往会陷入痛苦和不安；这是人类心理学的明显事实。如果我们在运行某些身体机能或是发生性行为时被人看到、听到或是注意到，我们往往会感到沮丧——即便这一切都发生在“公共”空间而并不构成介入性。不过，即便没有侵犯他人身体的完整性，或是没有在物理层面侵犯其财产和空间，或是没有侵犯任何非信息性自由权利，某些行为也还是可能构成侵入性：例如，如果汤姆得知邻居买了一系列高性能“业余间谍”设备，他就有可能因为无法判断自己是否以及何时成为邻居的关注目标而认为自己将成为邻居侵入性行为的受害者。

侵犯隐私的有害后果同样无可争议：在某些国家，当被问及宗教信仰、政治立场、是否工会会员等问题，或是在回答法庭或者国家公职人员所提出的问题时，人们有理由害怕可能会受到迫害。我们因此需要“不得披露”（non-disclosure）的信息隐私权来保护自身利益，保护个人信息不向——那些有可能利用个人信息违反其他非信息性义务的——其他人披露：非法披露信用卡信息可能为实施盗窃或者欺诈提供基础，而非法披露他人犯罪或者性行为的信息可能为实施敲诈埋下伏笔。

　　然而，信息隐私权之所以在医疗和研究领域中颇为重要，并不仅仅在于它是一项"不得披露"的权利。信息隐私权不仅仅是拒绝回答某类问题的权利。信息隐私权之所以在生命医学中颇为重要，是因为它被视为一项他人不得获悉患者/受试者"个人"或者"敏感"事实的权利。

101

信息权利和义务

　　我们认为区分以下两种行为极为重要：一是行为人获悉某些事实的行为；二是行为人让其他人获悉这些事实的行为。尽管两者都是认知行为，并且（如果成功）都将致使某人获悉某事，但它们有着重要的不同。不过，人们往往将信息隐私权宽泛地理解为既涵盖了信息的获悉甚至信息的拥有，又涵盖了与他人的沟通和交流。我们的论述将表明，上述两种行为的区别极为重要。

　　此处需要了解的是：有两种方式可让他人因为"有"（having）——注意不是"拿"到（acquiring）——与我们相关的信息而产生重要影响。第一，对于我们的了解将改变其对于我们的行为方式：例如，因为知道我们的某些信息而不公平或是歧视性地对待我们，或是因为知道我们的性取向、宗教信仰或是犯罪记录而对我们实施迫害、歧视或是其他有害行为。即便他人并未采用侵入性的方式获取上述信息，这些信息还是构成了侵害行为的一部分。第二，我们可能因为意识到他人知道我们的某些信息而触发了诸如尴尬和羞耻等各种社交情绪（social emotions）。即便他人并未因为知道我们的某些信息而在行为上有所不同，这些信息还是构成了侵害行为的一部分。就此而言，有关信息隐私的讨论有必要充分考虑上述因素。首先，我们需要更加细致地对介入性行为和侵入行为进行对比。

在某种情况下，信息隐私权之所以遭到违背，是因为与之相关的行为违反了禁止实施介入性行为的基本义务，其中包括除非存在压倒一切的正当性（overriding justification），否则不得侵入、胁迫、伤害或是歧视性地对待他人的义务。某些侵入性的认知行为——例如采取特定方式获悉他人信息以及与之开展特定的沟通交互活动——可能因为同时也是介入性的行为而造成双重侵害。如果是以介入性的方式获取个人信息，或是利用个人信息损害、伤害或是做出歧视性的行为，则一系列的义务和权利都将遭到违背。

然而，即便没有违反——除信息隐私权以外的——任何有关尊重自由权利的义务，侵犯信息隐私权的行为还是有可能发生。例如，公共场所摊放着苏的日记本，而汤姆无意中瞥见了其中所记录的私密内容：如果汤姆无意获悉这些信息，没有以侵入或者胁迫的方式获取这些信息，则其行为是非介入性的；如果汤姆向八卦小报出售他所看到的日记内容，从而使苏的私密生活尽人皆知，则汤姆侵犯了苏的信息隐私权——除此之外没有侵犯其他任何权利。我们的讨论将聚焦于这种类型的侵权行为，即表面上信息隐私权遭到侵犯而其他权利未受侵犯的情形。在单独讨论上述情形的同时，我们区分了以下两种义务：一是免遭介入性行为侵害的义务；二是尊重与之相应的自由权利的义务。至于两种义务孰轻孰重，我们在此不予讨论。

我们有义务尊重他人的信息隐私；这属于第一位义务：即不得以特定方式做出某种特定行为的义务，其中包括不得搜寻特定事项的义务、不得披露特定事项的义务、不得与某些人或是任何其他人交流某些信息的义务。在当前有关上述义务的讨论中，人们往往将信息隐私义务理解为（其所假定的）有关信息隐私的权利；也就是说，人们往往将信息隐私权视为第一位（primary），而信息义务则是由此权利所衍生的。如果立足于信息的管道/容器模型，并将有关他人的信息视为一种——类似于个人财产的——必须以独特方式进行处理的独特物品，我们就会认为以上人们对于信息隐私权的思考自然而然、显而易见。不过，如果是以上述方式思考信息隐私权，我们就需要获得独立的方法以便确定哪些信息属于个人的私有信息——犹如在解释财产权时需要提供某种方法以便确定哪些财产属于个人的私有财产；人们因此认为信息性隐私权（无论基于何种定义）仅仅适用于（据说）与可识别个人（identifiable individuals）相关的特定信息，而

103

并不适用于所有的信息。信息隐私权也因此通常被描述为一种控制个人信息之使用（获取、披露或是与他人沟通）的权利。

然而，是什么让信息成为个人信息的呢？显然，并非所有与特定个人相关的真实信息都可被视为个人信息。任何人仅仅通过在公共场所观察我们，就很容易获取有关我们个人的大量信息：这类信息可以公开获取，并不被视为与个人隐私权相关的个人信息。此外，如果他人是在无意间知道了我们的某项行为，我们也同样不能以隐私权的名义而要求他们不得获悉相关信息。个人信息——就与信息隐私权相关的意义而言——并不包括可公开获取的个人信息。

然而，将可公开获取的个人信息排除在外并不足以界定何为个人信息。我们可以围绕每一个特定的个人建立命题，其中无数命题是真实的：这些命题不具有公共知识的属性，但也很难被认定为是一种私人信息。例如，托尼·布莱尔（Tony Blair）身体的主要成分是液体，他从未生活在14世纪。有关布莱尔的上述事实——直至我们提及——是没有任何人（姑且如此认为）曾经说过或是想到过的。尽管上述命题对于布莱尔来说是真实的，但其对于今天活着的每一个人来说也是真实的；就此而言，这些命题很难被认定为属于个人信息，布莱尔也因此并不拥有与之相关的隐私权。

那么，我们是否可以认为个人信息仅仅是与可识别个人相关的信息呢？显然，人们并不仅仅只是在唯独对其个人而

言是真实的命题方面享有隐私利益（privacy interests）：例
如，患有癌症的人不在少数，但其中任何一个人都有可能认
为他们罹患癌症这一事实属于个人隐私。

就此而言，个人信息最多是信息的一个子集：它涉及
个人的真实状况但又不具有公共知识的属性。不过，试图
找出这个子集所涵盖的信息却不是件容易的事。为此，我们
需要对"隐私利益"作出更加具体的解释，并以此界定哪些
是理应由隐私权所保护的个人信息。法学家雷蒙德·瓦克斯　104
（Raymond Wacks）曾经提议：[4]

> 个人信息所包含的是与特定个人有着密切联系的，
> 可以合理地预期将被当事人视为一种私密或是具有敏感
> 性的，当事人因此想要保留或是至少限制其收集、使用
> 或者流通的某些事实、交流或者主张。

以上所界定的个人信息涵盖了诸如健康、性活动、宗教
信仰、政治立场等内容。不过，以这种方式——或是其他类
似方式——界定个人信息，只是简单地将如何划分个人信息
的问题转移为如何合理地划分私密或是敏感信息的问题（这
种划分不能简单地等同于人们实际上是如何认定私密或是敏
感信息）。我们无意检视所有有关个人信息或者信息隐私权

4　Raymond Wacks, *Personal Information: Privacy and the Law* (Oxford: Clarendon Press, 1993), p. 26.

的理论阐释：这项工作不仅费时费力，而且颇为乏味。我们所建议的是对两个一般性的问题进行反思：当我们将信息隐私权视为针对特定类型的信息所享有的权利时，我们就不得不面对这两个问题。

第一个问题是人们在思想、交流和行动中所使用的信息并不存在彼此分立的区分。正如前文所强调的，信息具有推断衍生性：一旦得知你的邻居烟瘾极大时——这可能是公开和易于获得的信息，你便能够充分推断出其未来可能的健康状况。也就是说，我们可以在被认为是非个人——实际上是公开——的信息基础上推断出被认为是个人信息的信息。

第二个问题是人们在思考与（其所假定的）信息隐私权相对应的义务时所面临的行为问题。当人们基于（其所假定的）信息类型——个人信息、医疗信息、遗传信息等——构建信息义务时，他们遮蔽甚至忽略了一个事实，即与可识别的个人相关的信息是由多种不同的行为所使用、部署或是传输的。由于管道/容器模型凸显了信息的内容，而遮蔽了获取、使用和交流信息的行为，我们因此可能认为无论何种使用个人信息的行为都隶属于相同的类型；由此所导致的是一些在伦理上可允许的行为被错误地划定为侵犯（其所推定的）信息隐私权的行为。为了论证和捍卫上述观点，我们接下来将细致考察言语的内容——而非言语行为——是如何塑造了个人信息的获取、拥有、使用和披露的。

信息隐私权：聚焦内容

聚焦内容遮蔽了行为人及其意图的重要作用

隐私权不能是一项旨在阻止他人获悉某人某事的完全普遍的权利。实际上，人们可以以多种不同的方式接触（reached）或是"获取"（acquired）信息。无论何种权利都必须有与之存在关联的义务相对应：义务始终是以特定的方式做出或是不得做出某种行为的义务。隐私权必须是要求他人做出或是不得做出某种行为的权利：这种权利所针对的可能是他人正在做出或是试图做出的某种认知行为——例如获取、传输或是隐藏信息；也可能是他人正在或是试图为了特定目的而运用信息的非认知行为。然而，无论其所针对的是认知还是非认知行为，隐私权都不等同于他人不得获取与我们相关的信息的权利。由于人们常常是在不经意间获悉信息，因此严格说来，要求他人不得获悉与我们相关的信息的权利是不存在的。

聚焦内容掩盖了推断衍生性的重要作用并模糊了信息获取的多种途径

在信息的管道／容器模型看来，获取和交流信息知识的过程所涉及的不过是彼此分立、互不相关的信息片段、思想

106　片段、消息片段或是图像片段。这是一种错误的观念。前文曾经提及信息具有推断衍生性，即我们可以基于邻居的吸烟习惯而推断出其未来的健康状况。信息的推断衍生性表明我们无法禁止他人获悉诸如健康或是医疗信息等特定类型的信息，同时也表明所谓他人不得获取诸如"个人"信息等特定类型的信息的权利是有问题的。

人们在讨论信息隐私权时提出了一种主张，即认为任何人都有权利控制与自己相关的"个人"信息。鉴于存在着各种不同的沟通行为可使信息得以运用，因而如何仅仅控制与自己相关的信息就大有问题。人们或许认为个人有不向外披露其个人信息的权利：这是免于做出某种行为的权利。然而，免于自己做出某种行为的权利并不等同于——也不意味着——有权利要求他人不得以可接受的方式获悉"个人"信息。我们无法控制他人想什么，也无法控制他人从公开资讯中推断出哪些结论：例如，斯蒂芬的住址信息或许属于"个人"信息，但如果玛丽亚是以查阅选民登记册——这是公开文件——的方式获悉上述信息，她就没有侵犯斯蒂芬的隐私权。就此而言，要求他人不得以不可接受的方式获取某种信息是一种相对较窄的权利，而一旦将信息隐私权视为涵盖了他人不得获取特定信息的一切行为，信息隐私权就成为了一项普遍性的权利，而这是极其有问题的。人们通常是无可回避地获取"个人"信息，或是极有可能以伦理上可允许的方式获取"个人"信息。不过，在某些情况下，人们也可能采取侵入性或是伦理上不被允许的方式获取"个人"信息。如果仅仅基于信息的内容——而非获取和传播信息的行为——思考信息隐私权，我们就有可能对那些可能导致人们获取和拥有"个人"信息的、完全可允许和被接受的行为方式视而不见。

聚焦内容让人们错误地将信息类比为物理对象

107

专注于信息的内容——而非沟通和认知的行为——所导致的另一个后果是：当我们在对信息隐私权进行思考时，我们所运用的术语大多似是而非，甚至不具有逻辑一致性。管道/容器模型将信息视为一种准物理实体（quasi-physical stuff），将信息数位视为某种类似于物理对象——可以被隐藏、装载、发送或是四处移动——的物品。然而，信息与物理对象实则大相径庭。

以彼得为例，你不经意地瞥见彼得摊开的日记本，发现他被诊断患有绝症；你无意获取上述个人信息，此时你可以以各种方式摆脱彼得的日记本：放回去或是扔掉、烧掉它。日记本是一个物理对象，我们可以消除一个物理对象，却很难——甚至不可能——消除我们曾经拥有的信息内容。当我们在说拥有或是获取信息时，并不表明就此可以忽略沟通或是认知行为与改变外部世界的物理行为之间的深刻差异。

同样，如果我们依赖于管道/容器模型，就很容易将拥有信息视为拥有某个物理对象——也许最自然而然地是视为对信息的拥有。这种观念有遮蔽以下事实之风险：第一，我们可能遮蔽了这样一个事实，即唯有当我们具备了一系列可予理性评估的认知承诺和实践承诺，以及唯有当我们具备了足以理解命题如何印证其他命题的真实性所需的理性能力时，我们才真正可谓获知了某事。信息永远不可能以孤立和原子式的方式被人获取和拥有。第二，我们可能遮蔽了这样一个事实，即信息对于行为人具有何种影响（例如，使其做出不同的行为）是由行为人的认知承诺和实践承诺所决定的。

108　　我们在此所强调的是：信息之所以具有伦理和规范上的重要性，并不是因为信息涉及这个世界的某些方面，而是因为信息可以或是可能被人们用于进行推断和采取行动。至于人们做出何种推断和行为，则是由他们的背景知识、能力、承诺和利益——而非仅仅由其所拥有的特定信息——所决定的。在一个人看来颇具信息量和有意义的事物，往往在他人看来毫无意义或是毫不相干。

　　上述要点之所以很容易被忽略，是因为人们在讨论隐私权以及与信息有关的规范性议题时常常着眼于一些并不具有典型性的事例；也就是说，这些事例中所假定的背景知识、利益和推断能力尽管丰富而独特，但并不具有典型性。例如，我们或许过于关注这样的情形，即保险公司希望获取个人医疗信息从而让具有更高疾病风险的人承担更多的保险费用，或是直销商希望获取个人购买习惯的信息从而定点销售自己的产品。一旦专注于此类情形或是语境下对于"个人"信息的获取，我们就有可能受到误导，从而认为信息本身具有内在的伦理重要性。人们往往归咎于他人的特定动机、特定利益和背景知识，并将其所获取的有限"个人"信息视为行为之所以展开的决定性因素。不同于上述观念，我们并不认为信息需要保护或是需要某种特殊处理，也不认为有必要为信息加诸信息义务；相反，我们认为有问题的不是信息而是信息的使用，应当受制于信息义务的不是信息而是信息的使用。就此而言，我们认为信息义务所针对的是认知与沟通行为，是沟通交互活动，而非信息的内容及其传输。就此而言，我们应当立足于沟通与告知的行为模型——而非专注于信息内容的管道/容器模型——来建构信息隐私权。

聚焦内容掩盖了个人信息可被用于非个人目的的事实

当前有关信息隐私权的研究过于关注这样一种情形，即信息的披露者有意了解或是获悉特定个人的特定信息，并将这些信息用于满足其特定——或许是不可接受——的目的。不过，上述情形并不具有唯一性，甚至不具有典型性。

许许多多的沟通交互活动均表明，没有人有丝毫的兴趣让任何人的信息尽人皆知。例如，医学领域中（遑论其他领域）有大量研究是以完全非个人的目的来使用与可识别的个人相关的信息。此类研究的目的并非获取个人的任何信息，

109

而是基于这些信息形成有关人口、群体、疾病、治疗等方面的结论：例如，遗传研究以个人信息为基础，但其目的旨在解释种群特性的发展和变异；此类研究可基于已有的数据库自动演算，其所存储的数据确实属于个人信息，但使用这些信息的目的是形成有关人口的结论；在整个研究过程中，没有任何人在任何环节对任何特定个人的遗传、健康或是其他"个人"特性作出思考和判断。然而，一旦人们被赋予反对他人持有和使用其"个人"信息的权利，诸如遗传研究等研究将被视为有违此项权利，而其任何数据的持有和使用均须获得相应的数据主体的同意。[5]

聚焦内容掩盖了听闻者的知识和利益的重要性

上述问题不仅仅显现于信息的持有和获取，而且也表现在信息的披露或者沟通活动中。"传递"或是"披露"信息的人无须理解信息及其意义——甚至无须特别关注——就可以将信息传递给其他人；也就是说，我们可能披露和传递我们所不理解或是认为与己无关的信息。这种不经意的信息披露唯有当听闻者具备相应的知识背景时才是有意义的：例如，杰克让简看一张鲍勃在海滩上的度假照片，由于简接受过医疗培训，因而从照片上推断鲍勃可能有严重的健康问题——这是杰克所无法推断的。就此而言，杰克是在不知道

110

---

5 例如：Department of Health, *Confidentiality: NHS Code of Practice* (2003), para. 38。

如此——也无意于此——的情形下披露了鲍勃的"个人"健康信息。

聚焦内容让信息义务的观念遭到过度阐释和扭曲

如果依赖管道/容器模型，我们就难免让有关信息隐私权的讨论受困于一些反复出现和无法解决的问题。管道/容器模型掩盖或是遮蔽了——通过沟通获取信息的——言语行为的某些关键因素，并假设人们可以从本质上识别哪种信息需要予以特殊处理——例如"个人"信息、医疗信息或是遗传信息。基于上述假设，管道/容器模型几乎毫无论证铺垫，就声称这些需要特殊处理的信息应当受到信息隐私权的保护，并且主张除非当事人同意放弃搁置上述权利，否则使用此类信息便构成侵权。

相比之下，信息与沟通的行为模型提供了一个思考框架，让我们——实际上是要求我们——区分不同类型的沟通行为，从而为我们提供了不同的视角以看待个人信息的获取、使用和共享方式。基于信息与沟通的行为模型，我们得以关注为什么某些类型的获取、持有、使用、披露或者交流信息的行为是不可接受的，而为什么其他类型的行为完全可予接受。信息与沟通的行为模型并不试图针对特定类型的信息内容设定所谓的"信息隐私权"，而是提供一个合适的框架以便我们甄别哪些使用信息的方式是错误的，从而为探讨信息隐私权的特定形态建立基础。基于信息与沟通的行为模

式，我们得以对获取、持有、使用或是披露他人信息的行为进行区分，得以将伦理上可予接受的行为与伦理上不可接受

111 的行为区分开。本书第四章曾经谈及伦理上可予接受的行为是不需要获得知情同意的，同样，伦理上可予接受的认知和沟通行为也不需要获得知情同意。

以上论述与批评看似抽象和远离实务，但实际上并非如此。我们以何种方式建构有关信息隐私权的讨论，将对临床医学和医学研究产生直接和实际的影响。个人医疗数据可被用于多种目的，包括医学培训、医疗评价、诊断、公共卫生与流行病学研究、相关患者临床治疗、药物研发、疾病病因与治疗研究等。从事上述不同活动的从业者所承担的信息义务高度复杂，有着极高的标准和高度的差异性。就此而言，当我们讨论信息隐私权及其监管问题时，有必要采取一个更加明智的方法以便区分和论证：基于不同的目的而获取、持有、使用或是披露医疗数据的人各自应当如何承担信息义务，以及各自应当如何履行第二位义务从而确保相应的第一位义务得到履行。唯有明确上述信息义务的制度要求，我们才能够以此为基础甄别信息隐私权的不同组成部分。此议题与其他议题一样，任何将权利视为独立于或是优先于义务的观念都将导致不确定性。[6]

6　Onora O'Neill, 'The Dark Side of Human Rights', *International Affairs*, 81, 2 (2005), 427–39.

数据保护立法：第二位信息义务

信息隐私权事实上为——包括个人信息在内的——信息的使用设置了第一位义务。无论是——以信息内容为基础的——管道/容器模型还是——以信息行为为基础的——行为模型都主张在遵守、报告和实施信息隐私权方面设置第二位义务，并以此强化有关信息隐私权的第一位义务的履行。 112 近年来，个人信息的法律监管问题已成为许多国家立法工作中的难点，而之所以在信息隐私权的问题上出现如此密集的立法和监管活动，原因可谓多种多样；其中一个典型的说法是：隐私权立法及其监管旨在规范新信息技术的使用并以此应对新信息技术可能造成的负面影响。[7]

本节的论述重点集中于英国《1998年数据保护法》中有关信息控制的第二位义务——其目的旨在对特定类型的信息的使用进行规范。[8]这部法律以以下观点为基础，即信息隐私权是"个人"信息的一项权利；也就是说，这部法律是以信息内容——而非信息行为——为基础对隐私权以及个人信息进行解释的。

7　例如：Colin J. Bennett, *Regulating Privacy: Data Protection and Public Policy in Europe and the United States* (Ithaca, NY: Cornell University Press, 1992)。

8　相关法律文本参见：http://www.hmso.gov.uk/acts/acts1998/19980029.htm。

　　这部法律让个人的知情同意在控制"个人"信息的合法获取、合法拥有和合法使用方面扮演重大——实际上颇为关键——的角色。[9] 它将个人同意视为他人无须承担相应的义务便可使原本不被允许的"数据处理"得以合法进行的一种方式。这部法律为获得、持有、保管或者使用某类信息的人设置了范围广泛、形式多样、内容复杂的第一位和第二位义务，[10] 并认为这些义务与每一个数据主体所享有的"个人"信息或者数据权息息相关。[11] 这部法律将个人数

113

---

　　9 英国《1998年数据保护法》附表2、附表3和附表4对合法处理个人数据和合法处理敏感个人数据设置了必须至少满足其中之一的限定条件。上述附表首先规定必须经由受试者的同意，随后列举一系列可被视为例外的、可以无须经由同意而合法处理个人数据的条件。这部法律还授权国务大臣可以对个人和敏感信息的特定用途予以豁免，从而使之不受数据保护法相关规定的约束。

　　10 我们在本书所说的"信息义务"是指（a）与信息的获取、保管和使用有关的义务，以及（b）与从事或确保从事某种沟通（或是信息）活动相关的义务。此外，我们也吸纳了《欧洲数据保护指令》[*European Data Protection Directive* (Directive 95/46/EC of the European Parliament and of the Council of 24 October 1995)] 的相关界定。

　　11 英国《1998年数据保护法》界定这些权利包括：（1）数据来源主体访问权（the right of subject access），即数据来源主体有权访问保存在计算机以及纸质书面文件中与其自身相关的信息；（2）纠正、关闭、删除和销毁的权利，即当个人信息不准确或是包含了基于不准确的个人信息而表达的观点时，数据来源主体有权提请法院下令，要求数据控制者纠正、关闭、删除或是销毁相关个人信息；（3）阻止处置信息的权利，即当相关信息造成或是可能造成重大的不必要损害，或是将给数据来源主体或是其他人造成或是可能造成重大痛苦时，数据来源主体有权要求数据控制者不处置或是停止处置其相关个人信息；不过，并非在任何情形下都可适用这项权利，数据控制者也并非在任何情形下都必须有所遵循；（4）阻止信息被直接用于营销的权利，即数据来源（接下页）

据定义为：[12]

> ……从（a）这些数据或是（b）数据持有者所持有——或者可能持有——的数据和其他信息中，可对现存在世的个人进行识别的相关数据。

我们应当如何理解什么是与现存在世的某个个人相关的数据？作为思想严谨的哲学家（尽管我们认识到哲学家的专长并非解释法律），我们认为除非能够清晰地界定何为相关数据，否则我们将不知所措。毫无疑问，任何数据都以这种或者那种方式（我们只需花一点耐心和小聪明便可在不太体面的社交生活中找出相关事例）与任何一个个人相关。不过，对数据进行保护并不意味着无差别地对所有个人的真实信息进行保护；何为"个人"数据，其界定应当更加具体。然而，对"个人"数据作出更加具体的界定是有问题的。正

114

（接上页）主体可以要求数据控制者不将或是停止将其个人信息直接用于以营销为目的的活动；这是适用于一切情形的绝对权利；（5）获得赔偿的权利，即数据来源主体可以就数据控制者因为违反这部法律而造成的物质和精神损害向数据控制者提出赔偿；只有在有限的情形下才可适用精神损害赔偿；（6）与数据自主运行相关的权利，即数据来源主体有权要求数据控制者确保任何对数据来源主体产生重大影响的行为都不是完全由数据的自主运行所决定的；这项权利存在若干豁免情形。

12　英国《1998年数据保护法》[(DPA 98), Part I, section 1]；其所定义的个人数据非常接近于《欧洲数据保护指令》所定义的"个人数据"，后者将"个人数据"定义为任何与已识别或是可识别自然人（"数据主体"）相关的信息 [Chapter 1, Article 2 (a)]。

如前文（在布莱尔的例子中）所述，对于现存在世的个体而言，有无数与之相关的命题或者陈述是真实的，但这并不意味着所有诸如此类的命题或者陈述都基于一定的意义——或是基于这部法律的立法意图——可被称为个人数据。例如，苏（Sue）的名字由三个字母组成；苏肌肉细胞中的DNA数量比一只蚜虫全身的DNA都多；鲍勃的名字是"鲍勃"；鲍勃住在太阳附近的第三颗行星上；丽塔身上有红细胞。上述例子中"个人"数据的概念过于宽泛，有些涵盖了公共领域的相关数据，而另一些则极其微不足道。

更加糟糕的是，即使"个人"数据是可以界定的（我们对此颇为怀疑），《1998年数据保护法》也还是存在很大问题：它适用于一切有关"个人"数据的使用，而无论其所使用的目的为何。它所说的数据"处理"（processing）包含了数据的获取、组织、更改、检索、咨询以及使用；[13]事实上，正如其在"法律指南"（Legal Guidance）这一部分所指出的，"本法所说的'处理'是一个概括性的定义，很难想象有任何与数据相关的行为不在本法所定义的'处理'范围之内"（重点符号为作者所加）。[14]

简言之，《1998年数据保护法》所展示的正是这种我

13　Data Protection Act 1998: Legal Guidance, p. 15. http://www.ico.gov.uk/upload/documents/library/data_protection/detailed_specialist_guides/data_protection_act_legal_guidance.pdf.

14　同上。

们认为有问题的观念，即其所关注的是去语境化的信息内容——而不是信息行为和信息交互活动。这种观念认为存在一个重要的信息类别：人们可以——尽管只能不甚具体、不甚清晰、不甚确定地——辨析和识别这个类别的信息，并进而将（几乎是）任何与"处理"这类信息的行为相关的义务罗列出来。由此所导致的后果是：这部法律被极为广泛地适用于各式各样的行为。

　　以上述方式思考信息义务颇有问题。正如前文所述，医学研究人员经常将与可识别的个人相关的一系列数据用于非个人目的；这种运用在遗传学、流行病学和公共卫生问题的研究中颇为常见。在此研究过程中，研究人员既无意对任何一个特定的个人进行任何特定的研究，也无意找出哪些数据属于哪些人；研究人员所须确保的是其所使用的数据能够被索引到可识别的个人，从而将有关同一个人的不同信息联系在一起。如果数据彼此不相关联，则许多领域的研究工作——包括几乎所有的流行病学研究和二手数据分析——都将无法得以开展。不仅医学研究将面临上述问题，临床活动亦复如是：例如，一名医生希望重新查阅其过去的患者A的治疗数据，从而能够将相关治疗信息告知其眼前的患者B。显然，这名医生旨在使用A的个人信息，但其使用的目的并不在于对A实施治疗；然而，如果未经A的同意而使用了A的个人信息，这名医生就违反了数据保护法的相关要求。

所有诸如此类的"信息"行为都为《1998年数据保护法》所禁止，除非——仅有有限的例外——每一个数据来源主体都对使用其所正当持有的信息给予知情同意。[15]这个规定非常有问题：如果仅仅因为当初获取信息时没有预见到此后的研究而要求在后续使用相关信息时再次向数据主体征询同意，则这种知情同意很难得以实现：例如，时过境迁之后几乎不可能重新与数据主体取得联系；即便能够取得联系，其花费也高昂得令人望而却步。此外，重新取得联系也可能导致其他许多问题："数据主体"可能难以理解为何需要重新联系，或是难以理解需要他们的信息"做什么"。如果一

15　英国《2001年健康和社会护理法》(*Health and Social Care Act 2001*)第60条对患者信息的使用作出规定，要求成立患者信息咨询小组(Patient Information Advisory Group，PIAG)以处理无法实施知情同意的情形。这项立法产生混淆：主要表现为如何实施匿名化以确保信息是"不可识别患者的"。有关修订该法第60条的最新咨询文件明确要求信息的后续使用仍须将获取知情同意视为默示条件："英国政府明确表示知情同意是其管理英国国民医疗服务体系以及医学研究所涉及的各方在使用患者可识别信息时所须遵循的基本原则"('Consultation' 2.1)。目前，该法第60条赋予国务大臣一项权力，使其可以基于以下有限范围内的目的而授权在不经由知情同意的情况下使用"可识别患者"信息，包括："记录匿名化信息""识别和联系患者以获取同意""地理数据分析""传染病监测""医疗临床审计与监测"，等等('Consultation' 3.3)；前两项属于数据的"内部"使用，其他属于不需要链接数据的数据使用。不过，许多研究都需要链接数据，如果数据的匿名化处理破坏了数据链接，则相关研究就无法开展。基于我们在本书中所作出的解释，如果原则上可与个人身份相链接的信息得到了有效（尽管可逆）的匿名化处理，则使用这些信息在伦理上并非不被许可。"患者信息咨询小组指南"参见：http://www.advisorybodies.doh.gov.uk/piag/HealthRecords.pdf; 相关咨询文件参见：http://www.dh.gov.uk/assetRoot/04/07/14/32/04071432.pdf。

部分人比另一部分人更有拒绝同意的可能，则经过重新联系而同意使用的研究数据也不具有代表性。

《1998年数据保护法》将范围广泛的一系列行为界定为不被允许的行为——仅仅因为其所"处理"的是"个人"数据。一个显而易见的解决方案似乎是对个人数据进行匿名化处理，从而确保这些数据不再作为"个人"数据而受制于《1998年数据保护法》。然而，如果所采用的是匿名化的弱形式，则此匿名化不符合这部法律的要求；如果所采用的是匿名化的强形式，则此匿名化无法满足研究的需要。匿名化的弱形式——就传统和常规意义而言——往往为医疗和研究活动所运用：这是潜在可逆的匿名化；也就是说，其所使用的数据上没有可用于"识别"的标签（例如，患者姓名、英国国家医疗服务体系编号），尽管有人（例如，收集数据或者数据库的医院及其相关工作人员）保留了这些信息并可——例如通过检索姓名或者英国国家医疗服务体系编号的方式——将之链接到相应的数据主体。在上述情况下，匿名化是可逆的；也就是说，事实上并未对数据进行去链接化处理，数据只是以可逆的方式匿名化或是"假名化"了。潜在可逆的匿名化在原则上保留了这样一种可能性，即可以取消这些数据的匿名并重新将其链接到作为数据主体的个人。传统上人们认为实施这类匿名化就能为患者提供足够的信息隐私，但《1998年数据保护法》将管辖范围确定为其数据主体——即使通过间接方式——可被"识别"的所有数据的使

117 用；[16]这也就意味着基于《1998年数据保护法》的规定，唯有以匿名化的强形式对数据实施匿名——删除可用于识别数据主体的链接——这些数据才可以在未经同意的情况下被用于研究。匿名化的强形式要求取消数据的链接，对其实施不可逆的匿名化，从而使研究人员或是任何其他人都无法对受试者进行识别。对于被用于研究的"个人"数据来说，要求对其实施不可逆的匿名化是颇有问题的：包括流行病学和二手数据分析在内的许多研究都需要将数据链接到相应的数据主体（这些数据可以以匿名化的弱形式实施匿名）：例如，研究人员据此可以确定接受放射治疗与此后罹患皮肤癌之间是否存在关联。然而，《1998年数据保护法》将所有可链接到任何可识别信息的数据都视为"个人"数据：[17]

> ……从（a）这些数据或是（b）数据持有者所持有——或者可能持有——的数据和其他信息中，可对

16　有关可识别数据（identifiable data）与合理的可识别数据（reasonably identifiable data）的定义，可参见：Department of Health, *Confidentiality: NHS Code of Practice*, 2003, p. 9, http://www.dh.gov.uk/assetRoot/04/06/92/54/04069254. pdf；英国数据保护专员（Data Protection Commissioner）签署了上述文件。

17　DPA 98, Part I, section 1. 该法有关个人数据的定义是以《欧洲数据保护指令》的相关定义为基础，后者将"个人数据"界定为任何与已识别或是可识别自然人（"数据来源主体"）相关的信息〔Chapter 1, Article 2 (a)〕。由于任何只要数据控制者能够从中识别数据来源主体的数据都被视为个人数据，因此，数据控制者仅仅向使用数据的研究人员提供（可逆的）匿名处理数据还是不符合该法要求。

现存在世的个人进行识别的相关数据（重点符号为作者所加）。

这是一个意向性主张（dispositional claim）。即便研究人员无意以任何方式——甚至也没有切实可行的方法——做出对原始数据主体产生直接影响的行为（例如，与他们取得联系或是将其病史告诉其他人），《1998年数据保护法》也还是认定如果未经相关数据主体的同意，则所有诸如此类的研究都是不被允许的，因为这些数据原则上都可以经由其他数据持有者所获取的信息重新与可识别信息相链接。此外，即便这些信息经过了去链接化处理，它们在某些情况下也还是可以由充分掌握信息的人——研究人员往往能够充分掌握信息——推断性地与特定的数据主体相联系。在研究人员对某些罕见疾病的数据进行分析时，如果这些数据含有诸如出生日期、发病年龄、受疾病影响的兄弟姐妹/孩子/家庭成员人数等与特定个人相链接的信息，研究人员就能够方便地找到疾病源：例如，当全国只有一名53岁的女性患者——此人没有兄弟姐妹——出现特定症状时，相关症状的研究者多多少少可以推测出这名患者究竟是谁。[18]　118

更加麻烦的是DNA样本：即便看似实施了不可逆的

18　此类信息被归类为"可识别的患者信息"，参见：*Confidentiality: NHS Code of Practice*，2003；同时参见本书本章注释19。

匿名化——通过去链接化处理与其他可识别信息脱离链接，DNA样本仍然可以被视为包含了"个人"数据。持有DNA样本的数据持有者能够区分每一个不同的数据主体，即便同卵双胞胎也存在（就单核苷酸多态性基因组水平而言）不同的基因组数据。就此而言，如果我们持有遗传物质，我们也就相应地持有了将任何一个作为遗传物质来源的主体与其他主体区分开所需要的信息，而这些信息在原则上又有可能与其他作为遗传物质来源的主体的信息相链接；随之而来的是只要研究人员持有人体组织——人体组织必然包含DNA，他们就必然持有与可识别的个人相关的"个人"信息。[19]上述问题之所以出现，是因为《1998年数据保护法》采用了特别严格——实际上是过度严格——的信息匿名化观点：使用匿名化的DNA样本进行研究是否合乎这部法律的要求，完全取决于研究人员或者数据持有者是否能够——基于其所持有、访问或是可能访问的数据——识别出作为样本来源的个人。如果基因组测序在未来变得更加便宜和广泛，人们完全有可能为个人建立可识

19　英国《2004年人体组织法》（*Human Tissues Act 2004, HTA 04*）的起草者颇为令人惊讶——或许是仁慈地——忽略了一点，即立法者在为人体组织的使用设立知情同意制度要求时，未能注意到《1998年数据保护法》赋予人体组织的使用以特定的意涵。基于本书此前的讨论，同意在医学研究中使用人体组织样本并不意味着同意使用人体组织样本中所包含的DNA信息。

别其基因特征的基因组"图谱"；[20] 而一旦这一点成为现实，则所有DNA信息都将是潜在可链接的；也就是说，没有任何DNA数据的匿名化是不可逆的，也没有任何DNA数据可以未经其数据主体的同意而得到使用；然而，如果所有研究都需要获得这样的同意，则几乎所有——使用正当持有的样本和数据所进行的——基因研究（genetic studies）都将难以为继，所有临床上对于其他患者遗传信息的正当使用——除非获得这些患者的同意——也将难以为继。[21]

此外，由于《1998年数据保护法》将几乎任何"个人"数据都视为未经同意不得使用的信息，因而致使在未取得信息主体同意的情况下，信息的匿名化处理本身就是一种被禁止的行为。英国数据专员办公室（Office of the Data Commissioner）所制定的《1998年数据保护法：法律指南》（*Legal Guidance to DPA 98*）指出："数据持有者在对个人数据进行匿名化处理时应当遵循《1998年数据保护法》的规

119

20　此处讨论类似于伯特兰·罗素（Bertrand Russell）的专名理论（theory of proper names），其认为应当将"亚里士多德"这个名称理解为是对亚里士多德这个人的隐性描述（implicity descriptive）（理解一个专名所需要的是理解从中可以找出指示对象的一系列描述）。近一个世纪以来，哲学家们一直讨论专名是否近似于描述。我们在此讨论这个问题并非旨在结束"名称游戏"，而仅仅旨在表明基因组图谱事实上可让人从个体受试者的"图谱"中识别出个体身份（当基因特征与众不同时尤其容易识别）。

21　此处所讨论的是遗传信息的使用；我们将在下一章对特殊"遗传隐私权"的立法问题进行讨论。

定来进行处理或是开展与之相关的活动。"[22]这也就意味着如果数据属于敏感的"个人"数据（例如，医疗数据），则唯有当数据主体给予明确和具体的同意时，才能对这些数据进行匿名化处理，也唯有当数据主体已同意进行（不可逆）匿名化处理之后，其"个人"数据才不再属于《1998年数据保护法》的适用范围。鉴于这部法律对数据"处理"作了如此宽泛的界定，任何对人体组织或是其样本进行检测，或是对基因组序列（genomic sequence）进行修改的人，都不得不在处理数据时被认为是在处理敏感的"个人"数据。由此可能导致非个人目的的研究遭到阻止、阻碍或是限制：这一结果无疑让人觉得古怪，因为这些研究——鉴于其研究人员实际上并不知道数据的个体来源——并不具有介入性或是侵入性，不会导致针对任何数据主体（或是任何其他人）的歧视或是其他影响，更不用说对数据主体造成伤害了。这就是试图以对信息的内容进行分类和规范——而非对使用信息的行为进行分类和规范——的方式来保护信息隐私的结果。

120　　　我们非常清楚以上对于《1998年数据保护法》的批评并不专业，因为我们所从事的是哲学家而非律师的工作。不过，我们无论如何还是应当提出上述批评意见：一方面是因为这些意见——特别是对生命医学——具有广泛的现实意义，另一方面也是因为我们实在看不出《1998年数据保

22　*Data Protection Act 1998: Legal Guidance*, p. 13；亦可参见本书本章注释15。

护法》所采用的路径有何令人信服的正当性理由。我们在本章开篇提及了这一观点，即信息隐私权这项假定性权利（supposed rights）存在着大量的内在分歧和不确定性。考察《1998年数据保护法》及其相关立法起源，我们发现英国的数据保护立法并未稳健地对其所采用的数据保护路径进行论证。英国《1998年数据保护法》的立法目的旨在执行欧洲有关数据保护的指令（95/46/EC）。*这部由欧洲议会和欧盟理事会所颁布的指令主张一项特别的权利——信息隐私权，相关要求如下：

> 　　根据本指令，欧盟各成员国应当保护自然人的基本权利和自由，尤其应当在涉及个人数据处理时保护其隐私权利（重点符号为作者所加）。[23]

　　然而，上述指令既没有详细说明什么是（假定性的）信息隐私权，也很难提供这项权利的正当性基础。它甚至无法

---

　　*　即《欧洲议会和欧盟理事会关于个人数据处理和个人数据自由流通过程中对于个人数据进行保护的指令》（*Directive of the European Parliament and of the Council on the Protection of Individuals with Regard to the Processing of Personal Data and on the Free Movement of Such Data*），本中译本简称为《欧洲数据保护指令》。英国退出欧盟后，该指令在英国已被废止。——译者

　　23　Article I (1), Directive 95/46/EC. 1995年10月24日，欧洲议会和欧盟理事会针对个人数据处理和个人数据自由流通过程中的个人数据保护颁布了《欧洲数据保护指令》。

与《欧洲保障人权与基本自由公约》第8条所设定的广义隐私权（不同于特定的信息隐私权）相衔接。[24]

　　无论是《欧洲数据保护指令》还是这些指令在英国《1998年数据保护法》中的贯彻和实施，都不言而喻地假定信息与信息的传递将始终并且有效地遵循管道/容器模型；它们都将所谓的信息隐私权解释为围绕信息的内容而享有的权利，都要求按照特定规范对"处理"（假定性的）某种信息施加信息义务，都忽略了"使用"或是"处理"所谓"个人"信息的认知和沟通行为所具有的多样性，都忽略了信息与信息之间因为推断衍生性而彼此可予链接。总之，我们不认为英国的数据保护立法提供了令人满意的保护信息隐私的方法。

　　不过，我们所强调的并非否认存在第一位信息义务，并非否认存在信息隐私权，也并非否认第二位信息义务——在确保履行第一位信息义务方面——所具有的重要性。我们认为必要时应当为第二位信息义务立法，并以此确保第一位信息义务得到履行。我们反复提及有大量在法律和伦理上不被

　　24　《欧洲数据保护指令》以《欧洲人权公约》（*European Convention of Human Rights*）作为序言，参见：http://www.pfc.org.uk/legal/echrtext.htm。不过，《欧洲人权公约》第8条所提出的是与《欧洲数据保护指令》不同的、普遍意义（而非限定于信息领域）的隐私权概念："（1）每个人都有私人和家庭生活、居家和通信得到尊重的权利，以及（2）这项权利的行使不应受到任何公共权力的干扰，除非公共权力在民主社会中的运行符合法律，并且出于维护国家安全、公共安全以及经济福祉之必要，出于防止骚乱和犯罪、保护健康、道德以及其他人的权利和自由之必要。"

允许的认知和沟通行为；在我们看来，如果这些行为违反了伦理和认知规范中的任何一项准则，则这些认知和沟通行为将面临失败：它们可能让人感到难以理解，感到不相关，感到带有胁迫意味，感到有害、令人痛苦、不诚实以及误导性等。我们的观点是：如果试图理解和证明第一位信息义务以及任何旨在强化其履行的第二位义务的合理性，并以此试图定义和保护（作为一个特定概念的）信息隐私权，我们就必须聚焦于信息与沟通的行为，聚焦于设定信息与沟通义务的认知和伦理规范，聚焦于确保信息义务得以履行的第二位信息义务。

重新思考信息隐私

在信息隐私问题上，我们需要重点回答数据保护立法的理由何在。欧盟的《欧洲数据保护指令》和英国的《1998年数据保护法》都旨在应对信息的获取、保存和使用方面所发生的诸多变化：信息的获取、处理和使用已变得（例如与30年前相比）日益快捷和便宜。这些变化显然对信息——包括（如果可以清晰界定）"个人"信息——的获取和使用产生了极其重大的现实影响。新的信息技术也让记录个人数据变得更加容易和更加便宜，从而导致数据总量大幅增加。不过，就新技术而言，持有和处理数据的人所承担和获取的成本和收益，与数据所涉及的主体所承担和获取的成本和收益

122

并不对等：例如，一家信用机构有5%的数据是错误的，这并不会导致这家机构破产；但是，对于个人而言，数以百万计的健康或者财务数据中5%的错误即可导致无数个体受到伤害；也就是说，错误数据将使受其伤害的人付出更加高昂的代价。《1998年数据保护法》旨在实行更高标准的信息责任——而非仅仅出于审慎或是为了提升经济竞争力而对数据实施保护，其目的——至少部分的目的——是试图通过实行更高标准的信息责任而让建立数据库以及使用新的信息技术的成本和收益趋于公平。[25] 就此而言，人们有充分的理由对信息隐私实施新的保护；不过，在我们看来，对特定类型的沟通交互活动进行规范——而非试图为特定类型的信息内容建立统一的使用标准——将能够更好地实现这种保护。

如果采用与重新思考知情同意时所采用的相同路径来重新思考信息隐私权，许多由英国数据保护立法所导致的问题——特别是生命医学实践中的问题——就有可能得以避免。显然，重新思考信息隐私权面临两种选择。其一是采用与英国数据保护立法相似的路径，同时尽量避免由此所导致的陷阱：例如，可以在数据的匿名化处理方面较少地采用极端做法。不过，这一路径仍然立足于这样一种假设，即人们

25　《1998年数据保护法》规定了"数据来源主体"的信息"访问"权：数据来源主体似乎应当有能力检查或是监控为他人所持有的信息。这一推定性权利（putative right）是否有助于在广泛的制度背景下趋于实现"开放"和"透明"，这一点尚有待商榷；对此，我们将在本书第七章论述透明度和问责制时予以详述。

可以详细列举出哪些种类的信息内容是受到信息隐私权保护的；也就是说，我们仍然需要令人信服地说明何为"个人"信息，从而对信息隐私权和第二位信息义务作出界定。然而，正如前文所述，我们事实上很难详细地——更不用说确定和合理地——界定哪些种类的信息隐私权是受保护的；即便有此界定，事实上也不可能确保这些信息内容不被他人获悉。就此而言，我们认为这一信息保护路径不太可能取得成功；那么，第二种可能的保护路径是什么呢？

私密保护：规范信息行为而非信息内容

第二种信息保护路径与我们重新思考知情同意时所采取的路径相一致，即将关注的重点转向信息行为——尤其是转向获取和交流信息的沟通行为与互动，以及转向与沟通交互活动最具关联的规范和义务。以行为为基础的信息保护路径为解释信息义务提供了一个更好的框架：它界定了信息权（informational rights）——包括但不限于信息隐私权——的构成。实际上，这一路径拓展了本书第四章和本章第一部分对于——与伦理上可接受的成功沟通交互活动相关的——认知和伦理规范的思考，同时也为我们解释第二位信息义务提供了基础——第二位信息义务旨在以确立第二位认知和沟通义务的方式确保第一位信息义务得到履行。

私密保护义务为第二位沟通义务提供了很好的范例。私密保护义务以第一位认知和沟通交互活动所须遵循的规范和标准为前提：例如，它们假定沟通交互活动是听闻者所能理解、与听闻者息息相关、具有真实性和诚实性，以及由此所达成的承诺是能够得到遵守的。在此背景下，有关私密保护的专业和法律规定便为履行唯有经由同意才能使用（"个人"和其他）信息的第一位义务提供了第二位义务。*在我们看来，相较于为特定种类的信息内容及其相关义务设定假定性的信息隐私权，私密保护义务为思考第二位信息义务提供了更加连贯和坚实的基础。

　　不同社会环境中的不同行为人均彼此承担着私密保护义务。通常情况下，只要存在某种明确——但未必是法律意义上——的关系，各个关系主体之间就存在着私密保护义务：这种私密保护关系可以存在于朋友之间、家庭成员之间、商业合作伙伴之间、医生和患者之间、精神科医生和患者之间、神父和忏悔者之间、律师和客户之间、银行家和账户持有人之间、雇主和员工之间、雇员和人事部门之间，等等。在私密保护关系中，倾诉者向其密友吐露秘密，并允许对方获取或是可能获取这份不属于公共信息的个人秘密；作为回报，密友有义务不利用这一秘密对吐露秘密的人造成伤害，并在未经其同意的情况下不将这一秘密传递给第三方。

　　私密保护法传统上仅对专业和商业领域中的机密进行

---

　　*　意即知情同意的信息义务是第一位义务，私密保护义务是旨在确保第一位义务得到尊重的第二位义务。——译者

管辖；然而，当前的法院判决却将这一范围从正式的或是法律所认可的关系扩展到其他关系。[26]即便在没有明确的专业和合同关系的情况下，人们也可以就私密保护提出诉求：例如，我们可以看到私密保护的应用范围已延伸至家庭生活和朋友关系中。此外，这一观点也日益耳熟能详，即私密保护不仅仅是一个保护的过程，而且还具有明确的伦理目标。私密保护法的立法目标最初由丹宁勋爵（Lord Denning）提出；在讨论倾诉者与其密友在没有明确合同关系的情况下是否可以就违反私密保护关系提起法律诉讼时，丹宁勋爵认为私密保护的概念在法律上"取决于广泛的衡平原则（principle of equity），其中接受私密信息的一方不应当以不公平的方式利用这一信息，不应当未经同意而利用这一信息从而对吐露信息的人造成伤害"（重点符号为作者所加）。[27]

私密保护关系使相应的义务成为必要：密友不得将其所获悉的秘密告诉其他人，特别是——除非经由倾诉者同意——不得利用这一信息对倾诉者造成不利后果。如果这一义务能够得到履行，则倾诉者有理由相信其密友在未经同意的情况下是不会将秘密传递的信息公之于众的。与

26　Gavin Phillipson, 'Transforming Breach of Confidence? Towards a Common Law Right of Privacy under the Human Rights Act', *Modern Law Review* 66, 5 (2003) 726–58.

27　引自：Mark Thompson, 'Breach of Confidence and Privacy', 载于：*Confidentiality and the Law*, ed. Linda Clarke (London: Lloyds of London, 1990), pp. 65–79 (p. 67)。

其他信任关系一样，私密保护关系也可能得到问责制度（accountability）的保障，后者强化了履行私密保护义务的法律力量和监管力量。就此而言，问责制度的建构应当与保障私密保护义务的目标相适应，但事实上并非如此。本书第7章将对如何制度性地强化——包括私密保护义务在内的——第二位信息义务进行讨论。

　　无论私密保护关系与私密保护沟通是否受到法律保护，它们所具有的价值对于倾诉者及其密友以及第三方来说都是共同的：例如，如果在医生与患者或是律师与客户之间不存在私密保护关系，那么，患者就有可能不愿就医、客户就有可能不愿寻求法律建议。一方面出于特定目的让特定对象获悉——或是可能获悉——特定信息，另一方面又避免这些信息在一般意义上广泛传播，这一点对于医疗服务和法律服务来说相当重要。再就商业领域的私密保护关系而言，员工应当被告知必须对特定事项保密，否则，一旦竞争对手获悉某些信息，企业就将陷于风险。私密保护关系（无论是否由共同签署的明确协议所确认，也无论是否通过人际之间的互动而得以强化）允许将信息传递给出于特定目的需要了解这些信息的特定对象，同时不允许接受这些信息的人再将信息传递给其他人。以往私密保护及其相关立法仅限于针对得到了明确界定的关系，而如今却被法院更加广泛地解释为同样适用于不存在正式关系的情形：它所设定的是信息的传递不得超出一定的范围，在未经倾诉者同意的情况下不得将信息提供给其他人或是用于其他目的。[28]

　　我们在此所强调的重点是：私密保护与数据保护的不同之处在于前者试图对某种行为——特别是某种言语行为——而非某类信息的"处理"进行规范。就此而言，私密保护所遵循的认知和伦理标准，与认知和伦理规范为言语行为所设定的标准相同，这些标准无时无刻、无处不在地为言语行为所运用。私密保护义务与这些规范的不同之处在于前者并非加诸沟通行为的义务——甚至与所有有关真相主张的沟通行为无关。唯有当信息以私密方式从倾诉者处获得并且在未经倾诉者同意的情况下不得将其透露给第三方时，私密保护义务才涉及沟通行为。私密保护并不旨在界定和保护本质上属于"个人"的信息内容，而是试图保护沟通交互活动的参与者所寻求、同意或是被要求给予保护的多种信息内容。私密

　　28　人们在如何扩展私密保护法以保护个人信息隐私权的问题上重燃兴趣。例如，斯科特（Mr. Justice Scott）在为《私密保护与法律》（*Confidentiality and the Law*, ed. Linda Clarke, p. xxiii）撰写的序言中写道：他相信"私密保护法——结合侵害法（the law of trespass）和妨害法（the law of nuisance）——将极大缓解人们所宣称的英国法律体系中的隐私权匮乏"。在《私密保护与法律》一书中，汤普森（Mark Thompson）对英国法中有关侵犯隐私的法律立场进行了论述，他认为"如果试图对【侵犯隐私权】进行任何救济，就只能是适用私密保护法"（第66页）。菲力普森(vein Gavin Phillipson)和芬威克(Helen Fenwick)持有类似观点，他们认为法律有关"私密保护的规定能够为【隐私权】提供相较于当前所普遍承认的更好的保护"，并对法律意义上的信任是如何有助于保护《人权法》第8条"尊重隐私生活的权利"进行了探讨；参见：'Breach of confidence as a Privacy Remedy in the Human Rights Act Era', *Modern Law Review*, 63, 5 (2000), 660–93 (p. 662)。

保护可以由特定的专业、商业或是其他关系所引发，同时也可以经由倾诉者的同意而得以放弃。第二位——专业和法律——义务为私密保护提供了支撑。

倾诉者基于私密保护而向特定对象披露信息，从而得以借助于私密保护控制相关信息的进一步和公开传播。不过，我们认为这种控制并不等同于阻止他人获悉相关信息的权利。信息所具有的推断衍生性表明人们可以采取多种方式——而非只有单一和预先定义的方式——获取信息。以私密方式所传递的信息完全可以在不违背任何私密保护义务的情况下成为尽人皆知之事。私密保护义务唯一能做到的只是封锁信息传播的特定和"直接"渠道，而无法提供堵塞一切漏洞的虚幻保证。这个结果源于一个事实，即私密保护义务所规范的是沟通行为，而非沟通等信息行为所涉及的内容。

私密保护法为在私密保护基础上所传递的信息提供了某种保护，以防止这些信息的进一步传播；私密保护法因此可被用于（尤其是）确保某类信息享有一定程度的隐私。不过，在私密保护基础上所披露信息的隐私权并不等同于一般意义上——例如英国数据保护法所渴望提供的——有关"个人数据"的"信息隐私权"。私密保护的范围不限于"个人"数据：许多在私密保护基础上所披露的信息并不被视为私人或是"个人"信息：例如，合同投标或是公司的管理账户（the management accounts）（而非公司的所有账户）中的信息。在私密保护基础上所披露的信息——例如私人、家庭，或是专业领域内的关系——之所以被视为"个人"或是私人信息，并非因为这些信息具有独特的信息或是命题内容，而是因为披露这些信息的行为将对"个人"或是私人产生影响。私密保护为各种隐私提供了一般意义上的保护，而没有任何必要对何种信息属于或是不属于私人或是个人作出界定。

结　论

任何有关信息隐私权的讨论都必须承认——就获悉有关他人的特定事实而言——人们所抱有的兴趣彼此各异甚至完全对立。然而，人们对于信息隐私权的讨论常常因为依赖于管道/容器模型而受到阻碍。管道/容器模型通过假设性地认为信息可以划分为不同种类的信息——例如个人信息、医疗信息等，同时假设性地认为不同种类的信息是彼此分立的（discrete）而塑造了有关隐私权问题的讨论方式。它隐含着这样一种企图，即鼓励我们针对获取、持有或是"处理"特定种类信息的人设定特定的义务。然而，正如我们在讨论有关介入性治疗的知情同意事例时所指出的，管道/容器模型掩盖和模糊了沟通活动中的许多重要因素，同时也掩盖和模糊了信息得以获取和传播的其他行为类型。如果基于尚未得以清晰界定的信息隐私权概念而对何为合乎伦理的认知和沟通实践进行讨论，我们就难免遭遇一些问题和困难——本章旨在对由此所导致的问题和困难进行探讨。我们提供了一种替代性的阐释方式以解释何为第一位信息义务——即对获取信息的行为实施限制（以免其违背范围广泛的认知和伦理规范），以及何为第二位信息义务——即确保特定的第一位信息义务得以履行的信息义务。英国的数据保护立法似乎认为有可能对信息的沟通交互活动进行规范和控制，其所采取的方式是辨明所沟通的信息种类，并为使用这些种类的信息设置明确的义务；然而，在我们看来，这无异于进一步扩大了因为依赖于管道/容器模型而可能遭受的影响。

　　本章同时指出英国的数据保护立法为医学研究——尤其是正当获取和持有的医疗数据的后续使用（所谓"二次使用"）的研究——制造了困难。除非经由知情同意放弃了相应的权利，否则，这种后续使用的研究将被视为侵犯了信息隐私权。鉴于《1998年数据保护法》对于数据处理的界定相当宽泛，即便临床医生和研究人员所开展活动的目的与任何相关数据的特定主体无关——例如回访以往的患者或是对特定人群进行队列研究（population cohort study），他们也还是必须征询知情同意。唯有在获得所有相关数据主体的同意的情形下——唯一的例外在于获得患者信息咨询小组*的许可，医疗数据的后续使用才被《1998年数据保护法》视为合法，这一点着实令人感到困扰。就数据的后续使用而言，试图获取所有数据来源主体的同意不仅不切实际，而且任何

---

　　* 参见本书本章注释15。——译者

选择性的同意都有可能歪曲统计的基础并进而损害研究结果。此外，即便原则上有可能重新与相关数据来源主体取得联系并获取其对于数据后续使用的同意，考虑到征询同意所须披露信息的复杂性，以及被征询同意者在其个人的实际能力——局限性（limitations）——方面存在差异，所谓数据使用的二次同意也还是不具有可行性——对此本书第1章已有所论述。

我们在上一章提出以下观点，即有必要重新思考知情同意，并重新思考相应的第二位义务以确保知情同意在介入性临床和研究活动中得到贯彻。本章认为我们应当重新考虑信息隐私权以及与之相应的第二位义务的履行。无论是与知情同意相关的第二位义务还是与信息隐私权相关的第二位义务，我们都认为其研究路径应当以认知和沟通行为——而非信息内容及其传输——为基础。通过聚焦于信息沟通行为和信息交互活动，聚焦于言语行为而非语言所包含的单一内容，我们为思考信息行为——特别是信息沟通行为——所须遵循的认知和伦理规范构筑了坚实的基础。无论认知责任规范、伦理规范还是第二位的法律和制度规范，其作用均在于强化认知和伦理规范，并通过设置义务而相应地界定和确立了权利。遵循认知和伦理规范有助于保障英国的数据保护立法所试图保护的利益，而不至于将这种保护构筑在有缺陷的假设——即某种信息具有而其他种类的信息没有内在的伦理价值——的基础上。

第六章 遗传信息与遗传例外论

　　本章以实例说明我们将如何重新思考知情同意在生命医学伦理中的作用。我们在前文已经论证了知情同意不是实现个人自主性的简单方式，也论证了唯有将有关知情同意的思考融合到有关义务（以及与这些义务相对应的权利）的更加广泛的阐释中——该阐释充分考虑了对于信息交互活动极为重要的信息义务，知情同意才能充分显现其重要性。就生命医学而言，知情同意之所以如此重要，是因为患者和受试者——当有必要和充分理由时——可以基于知情同意而放弃针对他人的义务诉求（以及放弃自身权利）；其中特别值得一提的是，患者和受试者可以基于知情同意放弃针对他人不得侵犯其身体的完整性、不得侵犯其所享有的自由权利、不得侵犯其个人隐私的义务诉求。

　　我们在前文已经论证了除非是以告知与信息沟通的行为模型为基础讨论知情同意，否则，知情同意的要点和目的就将变得晦涩而难以理解。行为模型将知情同意的关注点稳固地聚焦于一系列广泛的义务，其中特别包含了认知与信息沟通行为及其交互活动所应承担的日常信息义务。通过考察范围广泛并在生命医学活动中扮演重要角色的信息义务，我们可以更好及更加专注地理解知情同意及其所须满足标准的重要性。

当生命医学实践所处理的是表面上看似独特的信息种类时，[1]聚焦于相应的信息义务就显得尤为重要。本书第五章探讨了聚焦于特定的信息义务将如何有助于我们更好地理解信息隐私权；相较于当前所采取的数据保护路径，我们认为重新思考并扩大私密保护的概念范围可以更好地实现对于信息和数据的保护。本章旨在探讨医疗和医学研究的一个重要领域，其中所涉及的信息被认为具有特别甚至是与众不同的重要性。

自其诞生以来，有关人类遗传问题的讨论——包括遗传学研究、临床遗传学（clinical genetics）以及遗传技术运用——就被一系列有关信息的隐喻和主张所支配。一些研究者认为遗传信息是信息中的例外，并认为有充分的理由将针对遗传信息所设定的信息义务视为信息义务中的例外。本章旨在检视上述观点，并探讨如何将本书有关知情同意的解释扩展至遗传学研究、临床遗传学以及遗传技术运用等领域。

　　1　此处之所以说"表面上看似独特的信息种类"，是因为——正如本书第五章所讨论的——所谓可将信息泾渭分明地划分为个人信息、医疗信息、遗传信息等不同种类的信息的观点颇有问题：它并非如其所看似的那样不具有危害性。

遗传信息诸问题

　　过去的半个世纪见证了科学和医学知识——以及组织和运用这些知识的技术——的巨大发展；其中，遗传与基因技术的发展尤为可观。科学知识和技术的发展让获取和组织源于不同背景、不同类型的基因成为可能。遗传学知识的获取通常不会引发任何伦理问题：例如，学生通过学习有关DNA分子结构的一般理论获取遗传学知识；读者通过阅读孟德尔（Mendel）手册获取遗传学知识；研究人员通过研究特定调控基因活性的分子机制获取遗传学知识，等等。诸如此类的遗传学知识既不涉及个人也毫无敏感性可言。

132　　然而，当遗传学知识所涉及的是特定的、可识别的个人或是与之相关联时，其知识的获取和使用就被认为可能会引发严峻的伦理和监管问题：例如，针对特定个体受试者的DNA或是特定DNA产品（products）所进行的研究可能揭示相关个体的基因源、性别、体貌特征（例如，眼睛颜色）、家族图谱、亲子关系、未来健康状况、未来后代的健康（或是其他）状况，以及是否到过犯罪现场等信息。各种医疗和研究干预——尤其是基因测试——可以清楚地揭示与可识别的个人密切相关的重要信息。正因为如此，与可识别的个人相关的遗传学知识或是遗传信息往往被视为一种个人信息，或是——确切地说——极具敏感性的个人信息。

毫无疑问，使用遗传信息所面临的是与获取、使用和传播他人的个人信息相同的伦理和监管议题：例如，从临床基因测试中获得信息的专业人员往往受制于保密协议，除非经由受试者的同意，否则不得将相关测试结果传递给其他人，而任何传递相关信息的行为属于对其保密义务的违背。

不过，也有一部分人主张——似乎许多人亦以为然——从可识别个人的DNA测试中所获取的遗传信息——简称遗传信息——本质上不同于其他种类的个人信息。这一主张通常被称为"遗传例外论"（genetic exceptionalism）或是"遗传学例外论"（genetics exceptionalism）。[2] 遗传例外论往往被用于与使用遗传信息相关的独特权利和义务的讨论。

本书第三章提出了这样一个观点，即当前有关信息与沟通的规范性议题的讨论常常因为依赖于管道/容器的隐喻或是相关假设而遭到扭曲，而这些隐喻或是假设将信息视为在个体与个体之间进行传递或是移转的物品。本章旨在揭示上述观点何以对有关遗传信息的思考产生特别不幸的影响。我们认为，由于"信息"这一术语已被分子生物学家们用于指称某种具有物理性质的物品，因而，当前人们有关如何以适当的方式获取、使用和传播遗传信息知识的讨论事实上遭到

133

2　G. J. Annas, L. H. Glantz and P. A. Roche, 'Drafting the Genetic Privacy Act: Science, Policy, and Practical Considerations', *Journal of Law and Medical Ethics* 23 (1995), 360–6; L. O. Gostin, 'Genetic privacy', *Journal of Law and Medical Ethics* 23 (1995), 320–30.

了扭曲。如果我们将日常使用的信息概念与分子生物学所使用的信息概念混为一谈——管道/容器模型为这种混淆铺平了道路，上述扭曲和混乱就极易发生。

与上一章一样，本章的讨论旨在说明当代有关信息与沟通的讨论因为依赖于管道/容器的隐喻而遭到了扭曲并因此显得颇为不当；我们主张立足于信息沟通的行为模型并将阐明由此所带来的裨益。

遗传隐私和遗传例外论

我们讨论一个有关遗传例外论的典型事例。20世纪90年代初，乔治·J. 亚那（George J. Annas）及其同事为美国"遗传隐私法草案"（*Draft Genetic Privacy Act*）中有关人类基因组研究（Human Genome Project）所涉及的道德、法律和社会问题起草草案。[3]这份草案旨在向美国联邦立法机构提出应对之策，以解决设立DNA数据库所带来的伦理问题。

3　此处约定俗成地将亚那、格兰兹和洛希的法律提案（Annas, Glantz and Roche's Act）称为"遗传隐私法草案"（*Draft Genetic Privacy Act*）。这份提案并未成为美国法律（因此称为"草案"）。"遗传隐私法及其评注"（Genetic Privacy Act and Commentary）最初是由人类基因组项目（Human Genome Project）中"道德、法律和社会问题"部分所资助而提交的终期报告，参见：'Guidelines for Protecting Privacy of Information Stored in Genetic Data Banks' (Office of Energy Research, US Department of Energy, No. DE-FG02-93ER61626)。"遗传隐私法及其评注"可参见：http://www.ornl.gov/sci/techresources/Human_Genome/resource/privacy/privacy1.html。

对于本书的论证颇有裨益的是：这份草案无异于遗传例外论　134
的一份早期注解，清晰而详尽地说明了何为遗传例外论：[4]

> 本法律草案建立在以下论述的基础之上，即遗传
> 信息不同于其他种类的个人信息，因而需要给予特殊
> 的保护。

遗传信息如何不同于其他种类的个人信息呢？在乔
治·亚那等人看来，遗传信息之所以"高度个人化"，是因
为它涉及个人的身体和心理健康。此外，乔治·亚那等人还

---

[4] Draft Genetic Privacy Act, 'Introduction', p. i. 尽管"遗传隐私法草案"并未成为美国法律，但其所关注的议题以及所提出的解决方案却影响了此后人们在"遗传隐私"的立法保护方面所进行的尝试。美国有关"遗传隐私"的联邦立法及其尝试可参见：US National Institutes of Health, *Privacy and Discrimination Federal Legislation Archive*, http://www.genome.gov/11510239；各州的相关立法及其尝试可参见：The National Conference of State Legislatures, *State Genetic Privacy Laws*；截至2005年，"大多数州的立法机构都在保护其他种类的健康信息之余采取措施为遗传信息提供保护；由此所形成的政策路径被称为遗传例外论，它主张由于遗传信息具有可预测性、可显示个人和家族性质，以及一些独特的基因特征，因此应当对遗传信息实施特殊的法律保护"，参见：http://www.ncsl.org/programs/health/genetics/prt.htm。欧洲的立法者在遗传隐私保护方面若不是过于狂热，也是颇为活跃。这倒不足为奇：大多数欧洲国家都有国民健康保险，尽管保险公司不太可能以令人担忧的方式使用遗传信息，但欧洲的公众普遍对遗传信息和健康保险有所担忧；相关综述文章参见：Godard, Raeburn *et al.*, 'Genetic Information and Testing in Insurance and Employment: Technical, Social and Ethical Issues', *European Journal of Human Genetics* 11 (December 2003), 123–142, http://www.nature.com/ejhg/journal/v11/n2s/abs/5201117a.html。

在草案中声称"遗传信息是一种极其特殊的私人和个人信息",[5]它"极其特殊地直接涉及个人在生育方面所作出的最私人和最私密的决定"。[6]遗传信息之所以具有预测功能,是因为它——尽管有概率上的不确定性——涉及未来的健康状况。这份草案在其前言中提议:"我们不妨将DNA视为一份个人的'未来日记',由此便可理解DNA中信息所具有的高度个人性质"。[7]遗传信息不仅是个人信息,同时也是家族信息。在基因检测的结果中就包含了家庭成员当前或是未来的健康信息。人们可以通过基因检测观察到包括亲子关系在内的生物家族关系(biological familial relations),而通过基因测试所获取的信息也可能直接影响被测试者的家庭成员在生育方面所作出的决策。(乔治·亚那等人因此声称)遗传信息不同于其他种类的私人信息或是健康信息。[8]这份草案同时指出:人们可以长期稳定地从DNA样本中获取信息,也因此在原则上可以从DNA样本中获取大量的个人信息。然而,(不同于其他种类的医疗信息)无论是基因测试的受试者还是储存基因样本的专业人员都不可能准确地把握可以——短期或是长期地——从DNA样本中采集到哪些信息。

5　*Draft Genetic Privacy Act*, Part I, Section 2 (3).

6　Part I, Section 2 (6).

7　同上。

8　遗传信息具有家族性;这一事实对仅仅凭借个人的同意就可以决定如何处理个人信息的知情同意实施程序及其监管(例如,当代数据保护立法)带来诸多挑战。

最后，乔治·亚那等人指出遗传信息（以及错误的遗传信息）已经——并有可能再次——被用于制造针对所谓"基因残疾"者（genetically unfit）的歧视。

遗传信息例外论就此被认为是为范围极其宽泛的所谓个人"遗传隐私权"提供了理论基础：每一个人都可以据此提出诉求以反对他人采取各种方式获取或是使用其遗传信息。DNA样本的提供者——即个人基因数据的来源主体——唯有以知情同意的方式才能放弃上述"遗传隐私权"。鉴于这部法律草案所涉及的范围极广，因而与获取、持有、分析、使用、转让以及披露遗传信息相关的一系列广泛行为均有必要征询知情同意。[9]鉴于以（上述）遗传例外论为基础而设定的遗传隐私义务范围极广，因而这些义务的履行将严重阻碍遗传信息及其技术的研究和发展；所有遗传信息的获取和使用都必须经过不可逆的匿名化处理，或是有关其用途的任何提议都必须获得数据来源主体的具体和明确的同意。

让遗传信息享有如此广泛和独特的隐私权，其理论依据是否充分？我们在上一章检视了人们在讨论一般意义的信息隐私权时所设定的前提，同时质疑这样一种普遍的观念，即认为应当基于所假定的信息隐私权来开展有关认知和沟通行为的讨论，而没有注意到信息义务是如何塑造了信息隐私

136

9　*Draft Genetic Privacy Act*, Part A, Sections 101, 102.

权，或是没有注意到信息义务的正当性基础何在。人们以几乎相同的、有问题的方式构建其有关遗传隐私权的讨论：就上述法律草案而言，其立法目标所阐明的正是这一假定的遗传隐私权的权利基础和范围。在遗传例外论者看来，遗传信息与众不同，遗传信息所涉及的权利范围亦与众不同，因是之故，应当对使用或是寻求使用遗传信息的人施加与众不同的义务。

　　然而，以上论述是有问题。就信息的种类而言，无论遗传信息、个人遗传信息还是从DNA测试中所获取的个人遗传信息，这些信息均为混合性（heterogeneous）信息：以基因检测所获取的信息为例，其中部分信息可能对于基因来源主体具有重要价值，而其他信息则没有任何意义。再如，针对DNA进行分析以测试或是校准基因测试的技术尽管使用了个人的遗传信息，但它所分析的是技术而非个人。

　　让问题更加复杂的是：遗传信息与其他种类的信息一样具有推断衍生性。基因测试并不像是打开一个盒子，里面装着独一无二、迄今尚不为人所知的秘密物件。基因检测需要进行大量的（建立在理论基础上的）说明和解释。所谓遗传信息，是从基因测试中所"获取"的信息，至于所"获取"的遗传信息是什么，则是由（例如）对测试结果进行解释的人及其所拥有和运用的知识所决定的。与所有信息一样，遗传信息可能涉及许多不同的对象，并因此可能被用于许多不同的目的。针对可识别的个人所进行的基因检测（例如在有关基因监管机制的研究中）可能被用于探寻或是提供与任何可识别的个人无关的信息。毫无疑问，就许多使用遗传信息的行为而言，其目的旨在探寻生物机制、疾病病因中的遗传模式，等等。不仅如此，信息的推断衍生性并不涉及深奥的技术问题，而是日常生活中的寻常部分。所有人都对可被称为遗传信息的信息有所了解：例如，人们看到一对双胞胎或是通过某人的性别，就能大致推断出相关个体所具有的遗传特性。

　　就此而言，即便我们限定遗传信息的概念范围，如同乔治·亚那等人在上述法律草案中所做的那样，将遗传信息限定为以特定方式从特定来源（DNA 测试者）所获取的遗传信息，这种狭义的"遗传信息"中还是混杂和重叠着其他开放信息；人们可以以多种方式使用这些开放信息，而其中也确实有相当一部分信息的使用并非在伦理上是不被许可的。以上所论述的仅仅关乎遗传信息的定义吗？我们所提出的遗传信息与非遗传信息之间并非泾渭分明地存在区分的观点只是一个"抽象的"观点吗？这个观点确实抽象，但抽象不表明这个观点不成立；在我们看来，这个观点颇有说服力：它颠覆了人们为另一个观点——即所谓遗传信息以及诸如此类的信息享有普遍的遗传隐私权——所设定的正当性基础，并因此颠覆了这一假定性权利的逻辑一致性。

　　所谓遗传信息享有隐私权的观点看似可行，但实际上并非如此：（a）确切说来，与这项权利相对应的义务是什么？（谁的义务？什么情况下的义务？）（b）这项普遍性的权利是否拥有足以囊括了所有不同性质的使用遗传信息的行为（其中许多并不具有介入性、危害性、欺骗性，并未违背人际信任关系或是存在其他伦理问题）的正当性基础？遗传例外论旨在确立一系列特定义务以适用于所有获取、使用和传播（作为特定信息种类的）遗传信息的行为。但是，问题就在于我们为什么必须接受这些与认知和信息交互活动相关的义务？当然，我们承认存在着伦理上不被许可的行为——其中包括使用遗传信息的行为：某些获取、使用或是传播遗传信息的行为确实具有介入性、危害性、欺骗性、强制性，或是令人痛苦的行为。我们也承认在某些情况下散布与特定个人的基因构成或是与其 DNA 序列有关的信息可能导致人际信任关系遭到破坏。正是出于上述以及其他众所周知的原因，上述行为才被认为在伦理上是不被许可的。

　　然而，除了上述耳熟能详的理由之外，遗传信息例外论没有提供任何清晰的证据以证明有必要为使用遗传信息的行为设置特定义务。即便我们能够区分遗传信息和非遗传信息，鉴于医疗记录常常既包含遗传信息也包含非遗传信息，我们也还是会面临诸多困难：例如，如何处理由非遗传信息所推断出的遗传结论，又将如何处理由遗传信息所推断出的非遗传结论？此外，我们如何始终保持在遗传信息与非遗传信息之间进行分割，并使其单独得以使用而不至于有所混淆？来自于家族史或是与之相关的信息是遗传信息吗？与性别相关的信息是遗传信息吗？当临床医生查看医疗记录以了解患者非遗传方面的病史时，（鉴于——采用管道/容器的隐喻——医疗记录中同时"装载"了遗传信息和非遗传信息）这名医生是否因此使用了遗传信息？

更加糟糕的是，也没有任何清晰的证据来证明存在与遗传信息相关的特定义务。例如，遗传例外论认为遗传信息涉及或是能够推断出当事人的未来健康状况及其后代等许多方面的信息，因而有必要为遗传信息设置特殊义务。这一观点显然经不起推敲，因为诸如家庭财富信息等许多其他种类的信息也同样具有推断衍生性；也就是说，并非只有遗传信息与当事人的未来状况、未来的健康、后代的繁衍息息相关，人们也并非唯有通过遗传信息才能够推断出上述信息。就此而言，所谓不得未经数据来源主体的同意而获取、使用或是传播遗传信息的特殊义务并不能因为上述观点而得以证实。

如果我们聚焦于使用遗传信息可能导致的危害性和歧视性后果，是否就可以略微轻松地证实所谓遗传信息的特定义务呢？答案同样是否定的，因为许多其他种类信息的使用也同样可能导致危害性和歧视性的后果。如果我们立足于获取遗传信息所可能需要的介入性程序，是否就能够证实所谓的遗传隐私权及其相应义务，是否就为以独特方式处理遗传信息提供了理由呢？答案也还是否定的，因为介入性干预对于遗传信息的获取既非必要条件也非充分条件。未经同意而实施介入性干预（提取人体组织或血液）是被普遍禁止的，无须为了保障所谓遗传隐私权而专门设置；更何况诸如基因数据二次分析等许多遗传信息的使用方式都不具有介入性。

如果我们立足于DNA中含有大量信息这一惊人的事实，是否就能够证实所谓的遗传隐私权呢？我们必须指出确实没有除了DNA之外的其他分子含有如此众多的信息，而这些信息又可能引发人们如此广泛的兴趣。但是，DNA中含有遗传信息这一事实并未向人揭示这些信息有何内容、有何重要性。每个人都有丰富的历史——其中大部分是不愿传播或是为人所知的。相较于年轻人，年长者有更加漫长的个人历史，但其所拥有的更多"私人"信息并不意味着应当赋予年长者更多或是更加特殊的隐私权。存在着关乎我们每一个人的大量"私人信息"这一事实并不足以证实所谓遗传隐私权的正当性。重要的不在于这些信息是遗传信息，而在于在使用遗传信息的行为中有些行为——例如侵入性或违反私密保护的行为——是为伦理所禁止的，有些人是以违反既定规范——包括侵犯权利和违背合法预期——的方式从基因测试中获取和使用遗传信息。但是，同样重要的是：许多使用遗传信息的行为是伦理和法律上完全许可的。就此而言，需要设置特殊义务的是侵入性行为（intrusive action）而非特定的信息内容。

即便我们接受乔治·亚那等人的观点——即认为DNA中"装载"了大量信息因而需要特殊处置，我们仍然无从获知在此基础上将要、可以或是可能采取何种处置方式。这就好比度假胜地的海滩上有大量石头；我们知道向儿童扔石头从而造成伤害是伦理上不被许可的，但这并不意味着应当针对有石头的大型海滩制定（仅仅适用于它们的）特别法律。大型海滩确实让人有更多的机会扔石头（因为这里可以找到更多石头），但是，如果仅仅因为海滩足够大、石头足够多、不被许可行为更有可能发生而制定诸如禁止进入海滩或是只能无害使用海滩——例如日光浴——的规定，这就难免令人匪夷所思了。这个例子清楚地表明尽管扔石头的行为是不被许可的，但从中推定出一项权利实属疯狂和愚蠢之举。

遗传例外论者可能以此方式作出回应，即坚持认为遗传信息具有极其重要的独特之处，同时坚持认为有可能获取信息来源主体所不知道的遗传信息。我们需要再一次指出上述情形同样适用于非遗传信息。还是以海滩为例，假设训练有素的医护专家能够通过观察人们的皮肤识别各种疾病，也就是说，能够因此获取信息"来源"主体所不知道的信息（例如某颗痣可能是黑色素瘤），而信息来源主体对他人所获取的信息一无所知，这在某些情况下可能对信息来源主体构成风险（例如他人不择手段并旨在以导致歧视性后果的方式使用这些信息）。然而，这里所涉及的是不被许可的行为，是具有介入性、侵入性、危害性或是违背信任关系的行为。至于医生获悉患者所不知道的信息——甚至是重要的信息，这并非在本质上是不被许可的行为。

遗传例外论者可能提出的另一个理由是遗传信息可能提供"开放的"信息来源，而迄今尚无从确切得知——例 141

如——未来人们可能从所存储的非匿名基因组序列中提取或是推断出哪些信息。毫无疑问，从大量相关事实中所提取的信息也是如此。未来的科学可能揭示同时食用肉食和红酒将增加罹患某些癌症的可能性，而将肉食和红酒分开食用就不会有此顾虑；这条健康信息既与同时食用肉食和红酒的人相关，又与将肉食和红酒分开食用的人相关；然而，我们不会因为它可能在未来被用于推断人们的健康，而将与饮食相关的信息视为私人信息（当然，某些情况下可能基于其他理由而认为有关饮食的信息是私人信息）。

遗传例外论者可能对此予以驳斥，他们可能声称人们可以基于 DNA 而获悉个人的健康信息，而非遗传信息则可能与个人的健康毫无关联。我们必须指出遗传信息是混杂各种不同信息的混合范畴，遗传信息中的任何一项信息唯有被置于与健康相关的主张和推断链中才有可能产生实际意义，而形成何种与健康相关的主张和推断则也同时是由非遗传信息所决定的。拿着遗传信息并不像拿着可以看见未来的水晶球，而有关未来的信息也并非"装载"在 DNA 中。试图获取与未来健康相关的信息，我们必须在知识、解释和猜想——包括范围广泛的非遗传信息——的基础上，对从 DNA 中所获取的信息进行推断。遗传例外论者实际上仅仅从一系列复杂的认知、沟通、推断、实践、行动和交互活动中挑选出了一个元素加以论述，而何以单独挑选出这一元素也并不具有合理性。如果我们所关注的是获取、使用和传播信息的行为而非信息的内容，就几乎无须假定并辨析何种种类的信息及其沟通在内容上具有重大意义：原则上，任何信息都有可能在某些情况下以不被许可的方式被人使用，而有关信息的推断也往往是基于许多不同种类的知识而得以进行的。

遗传例外论者可能承认遗传信息缺乏明确的定义，缺乏 142 与其他种类信息的原则性区分，甚至可能承认聚焦于与遗传信息相关的特殊义务无法为遗传信息建立"护栏"。尽管如此，他们可能还是争辩道：之所以需要为遗传信息设立特殊义务，是因为遗传信息——包括误读和误解遗传信息——可能导致人们形成某种态度。[10] 这里存在两种观点：一是（这个观点一旦直白说出便显得毫无吸引力）仅仅在获取、使用或传播遗传信息时才适用上述特殊义务，因为在此过程中相关主体将产生真切的感受：例如，他们所设定的某些权利受到了侵犯；他们实际和可能受到了伤害；他们受到不公平或不利的待遇。[11]

10　帕梅拉·斯纳克（Pamela Sankar）对基因决定论（genetic determinism）的流行信念如何促成了遗传例外论进行了探讨，他认为"基因决定论为遗传例外论提供了论据基础"；相关论述参见：Pamela Sankar, 'Genetic Privacy', *Annual Review of Medicine* 54 (2003), 393–407 (p. 404)。

11　马克·A. 罗斯坦（Mark A. Rothstein）认为美国的立法者和隐私权的倡导者利用了公众对于遗传隐私的担忧，并将这种担忧作为促使隐私权立法的一种方式；如果没有这种担忧，则相关提案不太可能成为法律。罗斯坦对遗传例外论是如何缺乏现实基础（lack of a case）以及实施遗传例外的政策是如何缺乏现实可行性进行了考察，并清晰地阐释了这种"立法实用主义"何以存在极大的问题；相关论述参见：Mark A. Rothstein, 'Genetic Exceptionalism and Legislative Pragmatism', *Hastings Center Report* 35 (2005), 2–8。

我们确实需要审慎地考虑人们对于遗传信息的感受，但这并不意味着遗传信息就此具有内在的伦理意义，也并不意味着所谓的遗传隐私权就此得以成立。任何所谓遗传信息具有伦理上的独特性的主张，都应当以此为基础，即阐明遗传信息的使用如何以独特的方式承载被卷入遗传信息议题或是受其影响的各方主体的主张、利益、成本、收益、权利以及义务。当有人对遗传信息产生某种独特感受或是媒体声称这些人有（或是应该有）某种感觉时，就有可能在社会公众中引发广泛回响。就此而言，我们有必要提升公众对于遗传议题的理解、鼓励公众参与遗传议题的讨论，或是更加仔细地倾听这些感受背后的原因。毫无疑问，我们应当尊重持有上述观点的人，但不应当接受这些站不住脚的观点，更不应当接受那些建立在误解、无知、狭隘或是偏见基础上的观点。[12]

在应当为遗传信息的使用设置特殊义务的问题上，人们提出的第二个观点是：由于人们极有可能误解或是滥用此类信息，因此应当限制对于遗传信息的访问；也就是说，人们之所以不应当获取、使用或是传播遗传信息，是因为他们以

---

12 围绕上述议题存在诸多争论，相关讨论均涉及公众对于科学的理解（值得注意的是其中一个议题，即科学是否以增强公众的理解或是信任为目标，是否应当在科学得以发展、技术创新得以应用之前提升公众对于科学工作的参与）；相关论述参见：Colin Blakemore, 'Cultivating a Thousand Flowers', *Journal of the Foundation for Science and Technology* 18 (2005), 10–11; 亦可参见智库Demos的报告：Rebecca Willis and James Wilsdon, *See-through Science: Why Public Engagement Needs to Move Upstream* (2004), http://www.demos.co.uk/catalogue/paddlingupstream。

及与之交流的人可能误解或是滥用遗传信息。认真思考这一观点，它所提供的理由几乎可以营造出范围相当广泛的各种"例外论"——例如概率例外论。具有正常理解力的普通人无法理解和正确使用与概率相关的信息，这一点可谓众所周知；与此同时，也有许多人因为对概率缺乏理解而受到伤害（例如，尽管专家证人所提供的"权威"证据并不充分，但被指控杀害其子女的父母却因此而被定罪）。然而，如果仅仅因为某些人缺乏行为和认知能力，而就此认为具有行为能力并可承担认知责任的人应当被禁止获取、使用或是传播某种信息，这就未免令人匪夷所思甚至有些荒谬。就此而言，我们所需要的不是全面禁止获取、使用或是传播遗传（或是任何其他种类的）信息，而是建立适当的制度性机制以确保获取、使用或是传播信息的人具有认知行为能力并可承担相应的责任；当以可能造成严重后果的方式使用信息时，使用者尤其应当具有上述行为和责任能力。[13]

此外，人们为捍卫遗传例外论所提出的观点还面临两点质疑。第一，如果其所倡导的是对某类权利进行控制的权利，则遗传例外论将因为不具有逻辑一致性而无法得以实施。第二，人们一方面声称对于遗传议题缺乏理解，另一

13　例如：Hilary Burton, *Addressing Genetics Delivering Health: A Strategy for Advancing the Dissemination and Application of Genetics Knowledge Throughout our Health Professionals* (Cambridge: Public Health Genetics Unit, 2003), http://www.phgu.org.uk/addressing_genetics.shtml。

方面又假定知情同意为以合乎伦理的方式使用遗传信息所必需，两者之间的矛盾已在本书第一章有所讨论。正如第一章所述，人们如何对其不能理解的技术和复杂行为给予充分、明确和具体的同意？如果人们错误地理解了（其所了解的）遗传信息，或是对相关信息理解不足，则在此情况下又将如何对使用遗传信息的行为给予充分同意？遗传例外论者似乎认为：（a）正是因为大多数人对于遗传议题缺乏了解，因而有必要为获取、使用或是传播遗传信息的人设置特殊义务；（b）被征询知情同意并对所提议干预给予同意或是拒绝同意的人都有充分的能力理解遗传研究的复杂性，甚至有能力使用基因技术。上述两点在我们看来都难以成立。

我们的结论是：美国《遗传隐私法草案》及其相关讨论未能对其所提出的遗传信息具有区别于其他信息的独特性给予证实，也未能对其所提出的应当为获取和传播遗传信息的人设置特殊义务给予证实。当然，我们所考察的可能只是遗传例外论的诸多论据中的一个，也可能有更加强而有力——例如足以证明应当为获取和使用遗传信息的特定方式设置独特义务——的证据被遗漏。然而，即便存在这样的证据，也不足以在一般意义上证实遗传例外论，因为特定的证据无法证实所谓因为遗传信息的特殊性而需要设置特殊义务的一般性主张。

本章有关美国《遗传隐私法草案》以及与之相似的立法和政策的讨论事实上向各式各样的遗传例外论提出了质疑。

无论何种形式的遗传例外论都是"以遗传信息在需要特殊保护方面有别于其他种类的个人信息为前提",[14] 也都将因为遗传信息具有混合性、遗传信息的使用具有混合性、遗传信息具有推断衍生性、遗传与非遗传信息缺乏明确区分、非遗传信息具有与遗传信息相同的价值,以及无法在医疗记录中将遗传信息与其他信息隔离或是设立护栏而遭到失败;其结果是诉诸遗传例外论的规范性主张将难以维持。就此而言,在对使用和传播信息——包括遗传信息——的伦理问题进行思考时,专注于普通范围的信息义务将更加可行和具有成效。我们还需要特别关注对介入性、侵入性、危害性、欺骗性、胁迫性或是违反私密保护协议的认知和沟通行为给予禁止的各种规范;而一旦我们基于这些关注而对遗传信息进行思考,也就无须为获取、使用或是传播特定遗传信息的行为人设置任何特殊义务了。

遗传信息包含在DNA中吗?

正如前面章节所讨论的,管道/容器的信息传输模型为思考与信息和沟通相关的规范问题提供了无益的、误导性和有问题的理论基础。由此产生的问题在有关遗传信息的讨论中尤为尖锐。一般而言,管道/容器模型遮蔽了行为的重要性,146

14　*Draft Genetic Privacy Act*, 'Introduction', p. i.

并模糊了使认知和沟通行为得以开展的丰富的认知和伦理规范；由此造成了"对于行为的偏离"。上述倾向与遗传例外论无关，却在有关遗传信息的讨论中暴露得尤为明显。

本书第二章附带提及了通信数学理论是如何使用"信息"概念的；它被视为一个技术术语，即信息被视为衡量有序度的标准（measure of order），被视为降低不确定性的手段，被视为以数位为单位而持有的信息。在这个意义上，信息无关乎任何事，不指称任何物，也无所谓真假。自20世纪50年代初伊始，分子生物学就采用了量化的信息概念；[15]而在此之前，生物学家已经探讨了遗传"物质"如何（然而并未确定）"指定"特定的蛋白质及其成分以建构生命体。直至20世纪50年代，分子生物学家才不再谈论"信息"，而是开始谈论"特异性"（specificity）以及从一种物质元素向另一种物质元素的"特异性"传输的过程。采用50年前的词汇，我们可以说DNA的特异性决定了氨基酸的生成：人们发现DNA由四个简单的分子构成，其排列形式〔"外形""特异性"或是此后所说的"信息"（in-formation）〕决定了何种氨基酸（如果存在）将得以生成。[16]

当采用量化的信息概念说人类DNA中"装载"了与纽

15　Lily E. Kay, *Who Wrote the Book of Life: A History of the Genetic Code* (Stanford, CA: Stanford University Press, 2000).

16　Brian Hayes, 'The Invention of the Genetic Code', *American Scientist* 86 (1998), 8–14.

约电话簿等量齐观的信息时，我们所说的并非DNA中的信　147
息与电话簿中的信息具有相同的内容，而是说需要几乎等量
的"是与否"的筛选（撇开冗余或是压缩算法不谈）才能最
终确定核苷酸的特定组合形式——犹如对电话簿中的字母顺
序进行排列。不过，通信数学理论在以量化方式看待信息的
同时，也就完全忽略了信息所具有的语义特征。

　　无论遗传例外论还是有关遗传信息隐私权的讨论都并
非以量化的方式讨论信息，而是讨论诸如健康或是亲子关系
等相关遗传信息；这也就是人们常说的DNA中含有蛋白质
以及某个人的表型特征等方面的信息。将基因理解为生命有
机体的一张蓝图，也就很轻易地将其视为含有或是载有与
这个有机体所具有——或是将要具有——的特征相关的信
息。这一点并不罕见：例如，一个人的足迹就含有此人脚的
大小尺寸的信息；一片雨云就含有未来天气的信息。这里的
关键是任何客体都可以被视为"含有"或是"携带"了与某
些状况或是事态相关的信息，而前提是具有相应意识的行为
人掌握了这一客体的特定存在方式与其所涉及的状况和事态
之间的因果或是逻辑关系：例如，如果《鲁滨孙漂流记》中
的鲁滨逊知道沙滩所留下的是人类的脚印，他也就能够基于
眼前的脚印而对周边状况进行推断。[17]就此而言，当我们说

　　17　Fred Dretske, *Knowledge and the Flow of Information* (Cambridge MA:
MIT Press, 1981), p. 45；作者认为"一种事物状态中包含有关X的信息，处于
适当位置的观察者可以通过观察这种状态而获悉有关X的信息"。

DNA"含有"与表型特征相关的信息时，我们实际所表达的意思是如果有人掌握了——例如——某个特定等位基因与孟德尔特征（Mendelian trait）之间的相关性，这个人就有可能基于对此基因的了解而推断出与之相关的特征。

由此可见，信息首先和首要之处在于它是人们所能掌握的知识。然而，如果我们依赖于管道/容器的模型，就很容易从有关信息的理解中将有意识的行为人抹去，并假设信息就包含在"那儿"——例如包含在足迹、雨云或是DNA中。在有关DNA的讨论中，这种对于信息（及其"位置"）的"具体化"理解展现得极为明显也特别能够吸引人，其原因在于生物学家采用了量化的信息观念来讨论DNA序列的有序度，同时也是因为生物学家和一些研究者采用管道/容器的隐喻来讨论DNA的结构以及与DNA相关的细胞内因果关系。我们不难从以下论断中看到人们对于管道/容器隐喻的依赖：例如，"DNA转化成为RNA（脱氧核糖核酸）"；"每一个功能性基因都被细胞系统所读取并因此形成该基因的产物"；[18]"细胞破译遗传信息从而使其所包含的特征得以揭示，而破译遗传信息的过程涉及若干步骤，这些步骤被统称为基因'表达'"。[19]以上论断将分子描绘为具有彼此沟通的能力，同时也

148

---

18 Anthony J. F. Griffiths *et al.*, *An Introduction to Genetic Analysis* (New York: W. H. Freeman, 2000), p. 6.

19 Paul Berg and Maxine Singer, *Dealing with Genes: The Language of Heredity* (Mill Valley, CA: University Science Books, 1992), p. 36.

将分子系统描绘为具有破译和识别错误的能力。事实上，分子生物学的"中心法则"就是分子按照信息流的方式进行运作："遗传信息"从DNA流向RNA再流向蛋白质。[20]

以上论断认为DNA的转录过程（DNA transcription）在功能上类似于复印文件；也就是说，"输出"是由被"输入"文本的、对众多的可能性产生决定性影响的因素所决定的。人们将分子视为相互交流的有意识主体，将DNA中的核苷酸序列视为某种文本（或是蓝图、代码），将RNA描绘为分子之间的信使，并以描绘人类沟通命题的方式描绘分子之间的因果关系。[21]诸如此类的描绘和隐喻相辅相成，其广泛运用塑造了人们对于遗传信息的认识，而且——尤其重要的是——让人们以为遗传信息具有与众不同的重要性。[22]

149

20　Francis Crick, 'On Protein Synthesis', *Symposium of the Society of Experimental Biology* 12 (1958), 138-63; 'Central Dogma of Molecular Biology', *Nature* 227 (1970), 561-3.

21　一些生物学家和哲学家认为所谓DNA中包含信息的说法并不仅仅只是一种隐喻，而是认为DNA中确实包含了与事物相关的信息；他们同时认为将DNA视为具有解释、翻译、破译能力的"代码"或是"语言"并非一种隐喻［例如，参见：John Maynard Smith, 'The Concept of Information in Biology', *Philosophy of Science* 67 (2000), 177-94）］。其他人则相对谨慎；例如，萨卡（Sahotra Sarkar）认为"在分子生物学中没有明确的、技术性的'信息'概念，信息只不过是一个伪装成理论概念的隐喻"；相关论述参见：'Biological Information: A Sceptical Look at Some Central Dogmas of Molecular Biology', 载于：S. Sarkar (ed.), *The Philosophy and History of Molecular Biology: New Perspectives* (Dordrecht: Kluwer, 1996), pp. 187-232。

22　更深入的讨论参见：Neil C. Manson 'What is Genetic Information and Why is it Significant? A Contextual, Contrastive Approach', *Journal of Applied Philosophy* 23 (2006), 1-16。

结　论

让我们盘点前文。正如前文所述，知情同意可以被用于放弃对于重要规范、规则和标准的遵循，知情同意因此而被认为具有伦理上的重要性；不过，也正是因为知情同意是以将被放弃遵循的规范为前提，因此，知情同意不可能成为伦理或是生命伦理的基础。如果我们以管道/容器的隐喻等过于表面化、过于根深蒂固的思考路径思考信息及其沟通，由此所导致的将是形成扭曲和不切实际的知情同意观念。我们建议通过以下方式避免导致这种扭曲，即将知情同意建立在以信息行为为基础的告知和沟通模式上，同时充分考虑促使认知和沟通交互活动得以成功和可予接受的规范标准，并充分考虑这些标准对于知情同意交互活动以及信息义务的履行所具有的重要性。

本章——与第五章一样——将以信息行为为基础的思考路径用于探讨所谓的特殊信息义务；本章的目的旨在揭示管道/容器模型对于人们思考信息义务所产生的影响，同时阐释了信息行为模型如何有利于我们思考本质上具有信息沟通属性的活动方。我们在第五章表明了如果放弃这样一个虚幻的目标——即将某些种类的信息定义为具有本质属性的个人或是私人信息并进而使其得到隐私权的保护，我们就能够获得更加清晰的信息隐私权观念，同时能够专注于阐明与思考信息和沟通有关的信息义务。在有关信息隐私权的讨论中，我们揭示了这样一种有问题的思考路径，即假设人们对于不同种类的信息（个人信息、敏感信息）拥有特定的隐私权，并进而试图对谁获悉了谁的信息、谁向谁传递了什么信息等规范性议题加以规范。

本章拓展了上述思考路径。我们所采用的方式是对所谓遗传信息具有本质上的特殊性的"例外论"进行论证，我们一方面证明了这一主张并不成立，另一方面也表明有关遗传信息使用的规范性讨论应当聚焦于告知行为和沟通行为所应承担的义务。如果依赖于信息的管道/容器模型，我们对于遗传信息的讨论就有可能——相较于对于信息隐私权的一般性讨论——更容易遭到扭曲，这是因为管道/容器模型更容易促使人们在认识遗传信息时将遗传信息与社会、认知和信息交互活动所须遵循的规范背景相脱离，甚至与行为人所具备的知识背景相脱离。当前人们普遍将遗传信息视为包含在DNA[23]中的某种物品，并因此主张必以特殊的方式应对与遗传信息相关的规范性问题。

23　英国人类遗传学委员会（UK Human Genetics Commission）在调查公众对于人类遗传信息的态度时提出一个问题："当我说'人类遗传信息'时，你想到了——如果有想到——什么？"最常见的回答是DNA指纹图谱（18%），紧随其后的回答——正如研究报告所总结的——是"人体基因/特征/身体遗传信息构成"（15%）。相关论述参见：*Report to the Human Genetics Commission on Public Attitudes to the Uses of Human Genetic Information*, p. 18, http://www.hgc.gov.uk/UploadDocs/DocPub/Document/public_attitudes.pdf.。

151　　　管道/容器的隐喻混淆了"遗传信息"的不同内涵，模糊了其所拥有的至少三个层面的截然不同的内涵之间的区别：一是DNA所固有的具有非语义特征（non-semantic feature）的遗传信息；二是DNA中具有语义（semantic）和因果关系特征（causal and relational feature）的遗传信息；三是被视为命题知识（propositional knowledge）的遗传信息。管道/容器模型使得上述三个层面的内涵彼此交织，甚至让遗传信息的概念混淆和混乱。我们可能因此在提及DNA中含有大量（非语义）信息，在提及DNA中含有与蛋白质及其特征（因果关系）相关的信息，以及在提及通过基因测试揭示DNA中的命题知识时忽略了三者之间的差异。管道/容器的隐喻支持这样一种观念，即在"遗传信息"完全不同的内涵之间存在着某种一致性。[24] 这种观念无疑是有问题的，而由此所得出的结论也完全站不住脚：似乎DNA中的遗传信息具有单一的属性，而特定的信息是可以采用特定的技术手段来访问或是获取的。这种观念试图基于信息源而对信息进行分类；但是，正如前文所强调的，我们是基于

24　这是因为管道/容器的隐喻支持某些推断：如果DNA中包含了有关基因特征的遗传信息，当人们通过学习有关DNA序列变异的知识而开始了解基因特征时，他们似乎就因此获取了始终包含在DNA中的遗传信息。我们不妨想象存在一种文明：它不使用上述隐喻，而是将信息视为需要通过建构而得以形成之物（something constructed），这种文明因此无法获取包含在DNA中的信息，而是必须以某种特定的方式建构他们的遗传信息。以上论述并非主张在管道/容器的隐喻之中建立另一种隐喻方式，而是举例说明隐喻如何塑造了我们的思想。

范围广泛的各式信息源而获悉无穷无尽的信息或者命题：有些信息重要，有些信息无关紧要；有些属于一般信息，有些相当具体；有些是与个人相关的信息，有些与个人毫无关系；有些具有伦理上的重要性，有些并不具有伦理意涵。

我们因此提出两种推测：一是管道/容器的隐喻有可能让人在思考和谈论遗传信息的意义时产生某种"失误"（slippage）。就管道/容器的隐喻而言，遗传信息被视为包含在 DNA 中的物品，被视为具有无与伦比的因果意义，被视为常常为特定的人或者组织所获取。然而，遗传信息被人获取并不就此表明遗传信息拥有任何与众不同的意义。管道/容器的隐喻让人觉得遗传信息似乎是一种独特而强大的物质，而任何涉及、使用或是传输这一强大物质的行为都有必要予以关注。如今，或许还没有人提及上述讨论所产生的这种失误；但即便无人提及——是否如此还需要细致的实证研究予以证实——我们仍然相信有必要明确阐明管道/容器的隐喻所具有的（潜在）扭曲影响：一方面，管道/容器的隐喻扭曲了当前有关遗传信息的规范性议题的探讨并使探讨者面临思想危险；另一方面，管道/容器的隐喻扭曲了有关遗传信息的探讨并使之诉诸遗传例外论。正是因为将遗传信息视为一种特殊的"物品"，遗传例外论的鼓吹者们认为有必要实施特殊的基因监管。

我们所提出的另一种推测是：当我们认为 DNA 中"包含"个体未来特征的信息时，这一认识将进一步强化当前有

关基因决定论的流行观点（反过来又进一步扭曲了人们对
于遗传信息监管的讨论）。基因决定论从根本上遮蔽了环境
（包括细胞、子宫、化学变化、自然与社会环境）的重要性。
遗传信息一旦被视为内在于DNA中关乎未来的某种物品，
由DNA所衍生的个体特征就被认为是由遗传信息所预言或
是预测的产物。然而，真实的状况是如果缺乏极其精细的
微观调节和极其异质化的环境条件，DNA是起不到任何作
用的。[25]

　　就此而言，与其考虑对遗传信息实施监管，不如聚焦
于各种不同的获取、使用和传播遗传信息的行为。我们承
认在获取、使用和传播遗传信息的过程中，许多行为和方
式在伦理和法律上不被许可甚至构成侵权，因为这些行为
具有介入性、侵入性、危害性、不公正、胁迫性、违背私
密保护协议等。然而，这些行为之所以不被许可甚至构成
侵权，其原因在于它们违反了一系列被人们广泛接受的重
要义务，而这些义务与所谓保护人们所设定的"基因隐私
权"无关。

　　25　当前的趋势赋予了DNA实际上并不具有的影响力；相关论述参
见：Susan Oyama, *The Ontogeny of Information*, 2nd edn (Durham, NC: Duke
University Press, 2000); P. E. Griffiths and R. D. Gray, 'Developmental Systems
and Evolutionary Explanation', *Journal of Philosophy* 91(2004), 277–304。

第七章　信任、责任与透明

同意、家长制和信任

　　我们认为生命医学不能将知情同意视为一种道德万灵药
而加以使用：当所提供的是公共而非私人物品时，知情同意
就不适用；当个人能力不足以理解给予同意所须掌握的信息
时，知情同意亦无法成功开展；即便个人具备足够的能力，
如果同意交互活动存在缺陷——导致这些缺陷的原因可谓
多种多样，知情同意也同样无法取得成功。人们主张为知情
同意设置更高和所谓更好的标准——例如要求实现"完全明
确"或是"完全具体"的同意，诸如此类的主张——在我们
看来——加剧而非弥补了上述失败，而诉诸似是而非、缺乏
依据的所谓个人自主性或是信息隐私权——在我们看来——
同样无法弥补上述失败。

　　当人们力促让知情同意成为评判临床和研究干预活动是
否具有正当性的关键标准时，知情同意可能以各种方式陷于
失败的事实可令诸如此类的主张有所反思和深省。此外，如
果同意交互活动是失败的，则任何表面上的同意都是虚假的

同意，而虚假的同意只能提供虚假的正当性；如果人们所征询和给予的是一种有限形式的同意，则这种有限的同意本身也不足以提供完整的伦理正当性。由于知情同意所同意的是基于特定的目的和以特定的方式而放弃特定的规范和标准，因此，我们必须将知情同意置于更加广泛的规范和标准——包括伦理规范和标准——的背景下予以思考。知情同意只能是证明医疗和研究干预活动具有正当性的各种理由中的一个理由。

以上所述结论颇具挑战性。如果我们接受知情同意在证明临床和研究活动的正当性方面只是发挥了有限的作用，接下来的问题就更加严峻。本书第1章讨论了我们可能面临三个令人困窘的选项：如果当前数量庞大的临床和研究活动都没有——也无法——达到真实和正当的同意所须满足的标准，而我们也心知肚明这些标准没有——也无法——实现时，知情同意应当如何继续？是假装这些标准已经实现并照常行事吗？是严厉地限制和减少临床和研究活动吗？还是应当重新思考知情同意？我们采取了最后一个选项，而采取这个选项所确认的只是：在证明介入性临床和研究干预活动以及基于临床和研究的目的而（可能）侵入性地使用"个人"信息的正当性方面，知情同意只能发挥极其有限的作用。

本章所探讨的是：当无法确保获取知情同意时，临床和研究干预活动如何才可称为具有正当性。有些人即便意识到知情同意的有限性，意识到许多显然有益处的治疗和研究活动可能无法获取知情同意，他们也还是担心一旦替换掉现行的知情同意方式，知情同意将面临风险或是回到知情同意制度产生之前的状态。我们是否应当搁置知情同意——生命伦理学在过去25年的一项成就？是否应当重回家长制式的医学和科学文化？是否应当盲目相信医生和研究人员？诸如此类的问题可能让许多人望而却步，让他们认为专家们——包括临床医生和科学家——令人沮丧的解释完全不可信。他们强调错误给予信任可能招致的风险和失望，[1]并将信任与恢复医学家长制相提并论，认为两者都是试图走回头路而以各种方式让个人置身于危险之中。[2]

本书所提出的主张丝毫没有恢复医学家长制之意；不 156 过，我们也承认医学家长制在临床中无法完全避免。当给予同意的能力不足以掌握给予真实的同意所需具备的复杂信息，从而放弃要求他人遵循相应义务的规范时，我们不能过于执着于知情同意。我们不能拒绝为无法给予知情同意的患

1　英国近期所发生的重大医疗失信事件包括：阿德尔赫（Alder Hey）的布里斯托尔皇家医院（Bristol Royal Infirmary）事件以及希普曼博士（Dr Shipman）犯罪事件，可参见：*The Report of the Royal Liverpool Children's Inquiry*, http://www.rlcinquiry.org.uk/; *The Bristol Royal Infirmary Inquiry*, http://www.bristol-inquiry.org.uk/; *The Shipman Inquiry*, http://www.shipman-inquiry.org.uk/reports.asp。

2　有关医学家长制所导致的危害和风险可参见：Allen Buchanan, 'Medical Paternalism', *Philosophy and Public Affairs* 7 (1978), 70–390; Gerald Dworkin, 'Paternalism', *The Monist* 56 (1972), 64–84; John Kleinig, *Paternalism* (Manchester: Manchester University Press, 1983)。

者提供治疗，必须决定在无法获取同意的情况下他们应当如何接受治疗。由于在患者的实际能力与同意必要的治疗所需要的理解力之间非常普遍地存在差距，因而医疗活动中的家长制并非总能避免。让知情同意程序更加清晰、更加容易操作或许会减少家长制式的医疗决定，但并不能因此消除患者的能力与知情同意所需要的能力之间的差距。此外，即便患者有能力应对医疗活动的复杂性，他们也还是有可能没有注意或是没有准确掌握相关的信息——在面对令人情绪波动的信息时尤其如此。就此而言，人们在医学实践中无法完全消除家长制；[3] 即便患者具备同意所需的所有能力，相应的同意交互活动也符合知情同意的所有标准，我们也还是看不到有任何必要恢复家长制式的医学作风。

与临床活动不同，医学研究中的家长制式作风或许较为容易消除——因为没有给予同意也就无须参与研究。然而，这并不表明如果受试者没有同意能力或是部分无同意能力——这种情况相当常见并且令人痛心，针对这些受试者的研究就不应当开展。我们因此需要考虑如下问题：如果未

3　颇有争议的一点在于：鉴于知情同意一定程度上是以观察他人的认知或信息偏好为基础，因而知情同意在实践中所呈现的是家长制本质：就所须披露的信息而言，是专家们认为患者应该了解哪些信息而非患者是否有意愿了解这些信息。知情同意以患者的认知偏好为基础，它所考虑的是一个“合乎情理的病人”想要被告知什么，这无异于一种家长制——决定“合乎情理的病人”应当想什么和做什么。有关患者不想有所了解的各种理由的讨论可参见：Carl E. Schneider, *The Practice of Autonomy* (New York: Oxford University Press, 1998)。

经受试者的同意，但是存在其他形式的保护措施，某些非介入性（或是微创型）的研究是否可被许可，甚至是否可被认为具有伦理上的必要性？特别是对于非介入的回顾性研究来说，后续使用前期经由知情同意所获取和储存的信息或是人体组织，是否还必须获取后续使用的知情同意？人们常常声称未经同意的研究是不可接受的，认为任何回顾性研究都必须为后续使用再度获取同意。然而，实践已经证明几乎无法为开展回顾性研究而再次向患者征询同意：他们有些已经死亡、有些失联、有些丧失了再次给予同意的能力。

我们可以合理追问：当人们提出非介入回顾性研究唯有在被再次给予具体同意的情况下才能使用——其早期合法获取和持有并以可逆方式匿名化处理的——信息和人体组织时，其主张的正当性理由是什么？[4]基于以下两点考虑，我们认为其正当性理由并不明显。第一，一切治疗所赖以立足的知识和经验基础都源于由其他患者所提供的信息和人体组织——其中许多并未经过不可逆的匿名化处理，就此而言，所谓存在一项拒绝为其他患者的利益而使用自身信息的权利很难说是具有正当性。第二，回顾性研究所使用的是经过（可逆的）匿名化处理的信息或是人体组织，其使用不可能对作为

4　这是英国在审议和通过《2004年人体组织法》（*Human Tissue Act 2004*）期间辩论的一个核心问题；相关论述可参见：Kathleen Liddell and Alison Hall, 'Beyond Bristol and Alder Hey: The Futu re Reg ulation of Human Tissue', *Medical Law Review* 15（2005），170–223。

信息来源或是人体组织来源的个体造成伤害或是损害；在这种情况下，并不需要以知情同意的方式允许实施介入，因为回顾性研究并不涉及任何介入行为；与此同时，也并不需要以知情同意的方式放弃信息隐私权，因为相关的信息和人体组织已经通过可逆的匿名化处理而得到了保护。需要以知情同意的方式放弃信息隐私权的唯有其所涉及的是侵入行为，即将信息隐私权限定于由侵入行为而造成的对于隐私的侵害。以上论述表明：即便我们不赞同在一般意义上恢复医学家长制，但是，如果所针对的是非介入行为，而且相关的信息和人体组织均为合法持有并经过了可逆的匿名化处理，则未经当事人的知情同意而开展医学研究是具有正当性的。实际上，回顾性研究——包括二次数据分析和流行病学研究等——无需知情同意：此类研究对作为信息和人体组织来源的前患者或是前受试者不做出任何行为。我们接受这一点，但这并不意味着生命医学研究就此可以普遍恢复医学家长制。

158　　　以上所讨论的是回顾性研究。患者和受试者不具备同意能力的临床干预和前瞻性研究则是另一种情形：未经知情同意而开展临床干预和前瞻性研究所体现的是对临床医生和研究人员一定程度的信任。尽管不赞同医学家长制——如果医学家长制实际可以避免的话——并不表明是否就此应当对信任持否定态度，但对一切都给予信任往往被认为是不可接受的。信任通常被视为某种形式的顺从，而拒绝信任则被视为尽其所能地对医学家长制表示拒绝。当代生命伦理学建立在个人自主性的基础之上，而其核心是对于信任的怀疑——典型地反映在对于误信及其所带来的高昂代价的恐惧。

由于不能确保所有的医疗和研究活动都值得信任，因而一种审慎的做法似乎是普遍地拒绝给予信任而仅仅专注于以某种方式让临床医生和研究人员（更加）具备可信度（trustworthiness）。后者通常采用的是以更加健全和可靠的方式确保临床医生、研究人员及其所在机构可被问责（accountability）。就此而言，问责被视为可以代替信任，而强而有力的问责制度则被普遍地视为让信任犹如明日黄花。本章将对这些普遍为人接受的标准观点提出质疑。我们的观点是：信任并非可有可无，而无须给予任何形式的信任而只需专注于可信度的问责制度并不能取代信任。我们认为某些形式的信任并非可有可无，并非唯唯诺诺，我们认为可以基于理解而给予（或是拒绝给予）信任，其在认知和伦理上可被证明具有正当性。

与给予或是拒绝给予知情同意一样，给予或是拒绝给予信任通常也属于由个人所作出的个人决定。但是，与知情同意所须满足的条件相比，基于理解而给予或是拒绝给予信任所须满足的认知和规范要求相对较低。在患者和受试者给予或是拒绝给予知情同意的问题上，我们认为当前的制度要求往往过于苛刻，并认为唯有充分的证据证明患者和受试者能够给予或是拒绝给予信任时，信任关系才有可能为医疗和研究活动提供可靠的基础。如果能够在医疗和医学研究中建立与可信度相关的制度和实践，而后者又能够提供与可信度相关的可靠证据，则医疗和研究活动就能够赢得信任——这是缺乏与可信度相关的制度和实践所无法赢得的。如果生命医学机构及其活动具备可信度，而患者和受试者也认为其值得信赖，所谓盲目的信任也就不存在了——人们可以基于理解而给予或是拒绝给予信任。

建立在理解基础上的信任

怀疑论者或许对我们的上述建议表示欢迎。在当前有关信任的讨论中，人们普遍认为信任在本质上是不成熟、不明智和有风险的，认为关注的重心应当集中于确保他人具备可信度而非信任他人，并认为所有的生活领域都应当建立健全和透明的问责制度并以此提升可信度。在他们看来，如果我们能够确保可信度，信任也就不再重要；也就是说，问责制度可以取代信任。我们认为以上观点似是而非：这些观点立足于狭隘的、并非以理解为基础的信任观念，而无视存在大量令人信服的理由证明——信任在人类生活中不可或缺。

信任在生命医学与在其他领域中一样，均可谓至关重要；而信任之所以重要，是因为每一个人的认知和实践能力均极为有限。我们每个人都有广泛的需求、兴趣、目标、想法和欲望，而没有人能够对此完全自给自足。从出生的那一刻开始，我们的生存、发展和福祉就依赖于其他人。尽管成年人并非如婴儿一般完全依赖于他人，但也还是需要依靠他人的知识、专长和善意才能维持可行和基本安全的——更不用说值得过的——生活。就此而言，我们有必要具备一种能力、能够判断何时可以相信他人所说的话及其所作出的承诺。由此可能带来高昂的代价：误信可能导致风险、伤害和损害。也正因为如此，了解何为信任以及如何基于理解而给予和拒绝给予信任至关重要。我们需要考察以下三个方面的内容。

160

给予和拒绝给予信任

我们基于他人的言与行而决定是否给予信任，而信赖他人的言与行并不意味着信赖或是期待他人将展现出某种规律性。我们信赖人类生活中的无数规律，相信没有人会毫无来由地突然隐身或是消失，就像我们相信太阳每天都会升起一样。然而，信任所涉及的不仅仅是发生某事或是出现某种结果，而是具体关乎他人说什么、做了什么、其主张是否真实、其承诺是否可靠。

信任所针对的主要是他人的言语行为：信任首先关乎他人说了什么、做了什么、其主张是否真实、其承诺是否可靠；其次，信任关系到是否信任提出这些主张和承诺的人。汤姆告诉苏可以从斯坦斯特德*（Stansted）乘坐航班飞往阿姆斯特丹，她可能相信也可能不相信他的话。苏告诉汤姆可

---

* 斯坦斯特德（Stansted），即伦敦斯坦斯特德机场。——译者

以帮他接孩子放学，他可能相信也可能不相信她的承诺。汤姆和苏有时——并非总是如此——也对其他人的可信度作出整体判断。

如果对值得信赖的主张和承诺给予信任，则可谓正确地给予信任；如果对不值得信赖的主张和承诺给予信任，则可谓错误地给予信任。当他人所说的真相主张与世界的本来（或是将要呈现的）面目相契合时，我们给予信任；反之则拒绝给予信任。如果苏信任汤姆所说的话，她也就认为他所说的是事实（并且据此而采取行动）；如果汤姆确实可信，他所说的也就是事实。如果汤姆信任苏所作出的承诺，他也就认为她将遵循其承诺采取行动；如果苏的承诺确实可信，她也就将通过行动让外部世界（其中的一小部分）符合她的承诺从而实现承诺。我们对其言语与世界的本来面目相契合的人给予信任，对采取行动让外部世界（其中的一小部分）与之言语相契合的人给予信任，而拒绝信任那些其言语与世界本来（或是将要呈现的）面目不相契合或是不甚契合的人。无论所做出的言语行为与外部世界相契合，还是采取行动让外部世界与言语相契合，信任的着眼点都在于言语与外部世界相契合，而在不相契合时拒绝给予信任。[5]

5　此处所说的"契合方向"区分了精神（例如信念或是欲望）与世界相契合的两种方式：如果调整我们的信念使之与世界相契合，信念（以及其他认知）就能够取得成功；如果改变世界使之与我们的欲望相契合，欲望就能够取得成功。相关论述可参见：Elizabeth Anscombe, *Intention* (Oxford: Blackwell, 1957), p. 56。

对于不受信任的人来说，他们将为不受信任的行为付出高昂的代价。我们中的大多数人都在许多方面为人所信任：家人和朋友信任我们并与我们分享知心话和秘密；向我们问路的陌生人相信我们所提供的是真实的信息；我们的同事在工作上信任我们。他人的信任——犹如他人的尊重——对于我们中的大多数人而言具有极为根本的重要价值。如果他人以认为我们不值得信任的方式对待我们，将导致心理和社会意义上的毁灭性后果。对于（正确地）认为自己值得信赖并具有相应能力的人来说，他们可能感到自己正在被一个质疑其可信度的社会所贬斥，或是感到一系列苛刻的评估、审查和监控正在彰显着对于他们的不信任。信任或许并非唯一的"社会黏合剂"，[6] 但是，一个缺乏信任的社会往往是一个充满了恐惧和分裂的社会；尽管如此，鉴于误信所承担的高昂成本，信任仍然不受欢迎。

就此而言，如果信任只能是盲目的信任，则我们所面临的将是无法忍受的困境：或是不得不承担一个没有信任的社会所带来的高昂社会成本，或是不得不承担一个高风险社会所带来的高昂社会成本。不过，幸运的是并非所有的信任都是盲目的。不成熟的信任确实是盲目的；它是一种态度和反应而非一种判断：小孩子不对信任与否的相关证据进行衡量，也不会基于证据而决定是否给予信任。也

6　Jon Elster, *The Cement of Society: A Study of Social Order* (Cambridge: Cambridge University Press, 1989).

就是说，随着我们开始了解有些人比其他人更加值得信赖，了解到有些人在某些方面可以信任而在其他方面不可信任，我们也就从盲目的信任中走了出来。随着不断的成长，我

162 们日益完善自身的技能，从而学到如何基于理解而给予和拒绝给予信任，学到如何向他人提供证据以表明其有必要信任我们，以及（唉！）如何利用他人，诱使他人因为无法遵循基于理解的信任所必须遵循的认知规范而不甚妥当地付出他们的信任。与此同时，我们也日益擅长于以给予信任的方式观察对方是否值得信赖，以拒绝给予信任的方式观察对方是否不值得信赖，我们意识到建立在理解基础上的信任具有高度的差异性。总之，我们越来越懂得如何给予和拒绝给予信任。

我们可以没有信任吗？

尽管如此，信任从不意味着不必承担任何风险。建立在理解基础上的信任旨在观察对方的可信度：信任他人的承诺旨在观察这些承诺是否真实，信任他人的承诺旨在观察这些承诺是否可靠。不过，对是否真实和是否可靠作出判断不仅颇为费力，而且有可能导致差错。就此而言，尽管缺乏确凿的论证和证据并且缺乏对于未来前景的充分控制和保证，我们也还是适时地给予我们的信任或是拒绝给予信任。当然，如果能够掌握确凿的论证和证据或是能够完全控制和保证未来的发展，信任也就成为多余之物。正

是因为信任或是不信任均建立在不完整的证据或是不完整的保证的基础之上，因而信任或是不信任均有可能被误置。这将让误置信任的人以及相关人付出巨大代价。然而，我们不能没有信任。在一些人看来，既然我们可能误置信任，我们也就不必再需要信任；这一观点实则是在要求不可能之事。在这些人看来，只要以其所谓的免于信任（trust-free）取代信任，就能让我们免遭误信虚假的主张或是不可靠的承诺所带来的风险。为了取代信任，他们主张建立更加强大的问责制度并专注于提升可信度，认为一旦如此就可以取代信任。在提升可信度的方式问题上，目前颇受欢迎的主张是要求建立更加严格和强劲的问责制度：问责制度应当明确划分权力、义务和权利，应当订立正式的契约和成文法保障问责制度的实施；问责制度应当以对其实施状况的监管和审查为后盾；问责制度应当对不合规范（专业、财务或是刑事方面）的行为进行制裁，并对遭受上述不合规范行为侵害的人实施救济（投诉机制、赔偿方案）。[7] 问责制度就此被视为可以确保相关机构的行为和专业行为符合公认的标准；至于问责制度具有多少正当性，则是由其在多大程度上能够遵循这些标准所决定的。

　　然而，即使完美的问责制度也无法让人们不再需要信任。事实上，问责制度是在转移我们的信任：从信任提供

---

　　[7]　人们有时也将知情同意程序纳入问责制度中，但知情同意只起到次要作用。

商品或是服务（护理、DNA测试、血液测试）的主要行为人转移到信任问责制度的设计者和实施者，后者设计或是实施第二位制度（second-order systems）以保证上述商品或是服务的行为人可被问责。一个优良的问责制度能够提升可信度，能够为建立在理解基础上的信任提供有效的证据；对此，我们将在以下部分予以讨论。然而，问责制度没有也不能取代信任。倡导问责制度的人实际上是将其信任放置于用来控制和确保主要任务得以可靠实施的第二位制度上，放置于设计和修正问责制度的设计者和修正者身上。无论在多大程度上追溯信任的对象，都无法消除人们对于建立或拒绝信任的需要，而且这是明智的。

就此而言，信任在人类事务中不可磨灭。将信任建立在理解的基础之上极为重要；将信任建立在真实和可靠的证据之上极为重要；将信任用于观察对方的可信度极为重要。这是降低对于误导性言论（misleading claims）和不可靠承诺的误信风险的最好方式。然而，上述事实却遭到了将所有信任均视为盲目信任、将所有信任视为缺乏任何证据的人的忽视。他们忽视了建立在理解基础上的信任的可能性和重要性。在我们看来，这是一场灾难：建立在理解基础上的信任在生活的各个领域都很重要，尽管误置信任或是误置不信任均有代价，但是，制度性地抛弃信任甚至都不能成为一个选项。采取诸如不分对象地愤世嫉俗的态度看似完全抛弃了信任，而实际上却并未真正消除信任，只是极大地提升了没有信任所须承担的代价而已。[8]

理智信任的差异化

在当前有关所谓"信任危机"的讨论中，许多人忽略了将信任建立在理解和可用证据基础之上的可能性：例如，他们将对于医生、科学家或是其他人的信任描绘为本质上是不理智的，描绘为不过是表达了某种态度或是受到了某种影响，[9]描绘为受到了欺骗或是一种恭顺，以及描绘为一种极端

8　数个世纪以来，哲学家们一直热衷于玩弄（并以此迷惑他们的学生）所谓极端不信任（radical mistrust）的观念。笛卡尔的"怀疑论"（method of doubt）是系统性的不信任思想实验的经典例子。笛卡尔试图确保一个没有信任、不需要信任他人的权威或是专业知识的认识论，他甚至认为人类可以在对自身感官的普遍不信任中幸存下来（例如：Rule III of 'Rules for the Direction of our Native Intelligence', 载于：*Selected Philosophical Writings*, ed.and trans. J. Cottingham, R. Stoothoff and D. Murdoch (Cambridge: Cambridge University Press, 1988)。然而，当笛卡尔拆掉信任的"脚手架"时，他也就被卡在认识论的高空，只剩下干巴巴的"我思故我在"：一个断言自身正在思考的人具有内置（built it）的可信度或是确定性。笛卡尔随后主张恢复一种神圣的保证（a divine guarantee）并以此确保我们认知能力的普遍可靠性；他的这一观点几乎没有得到任何支持。

9　社会学家往往将信任视为一种社会态度，它所反映的是将人与人联系在一起的机制（intermediate institutions）和社会的品性而非个人的美德，相关论述可参见：Francis Fukuyama, *Trust: The SocialVirtues and the Creation of Prosperity* (New York: Free Press, 1995), 特别参见：Ch. 2, 'The Idea of Trust'; Robert Putnam, 'Bowling alone: America's declining social capital', *The Journal of Democracy* 6 (1995), 65-78; *Bowling Alone: The Collapse and Revival of American Community* (New York: Simon & Schuster, 2000)。也有一种哲学观点将信任主要视为一种融合了良善意志（good will）的个人态度，相关论述可参见：Annette Baier, 'Trust and Anti-Trust', *Ethics* 96 (1986), 231-60; （接下页）

意义上的盲目行为。如果无论以何种方式给予信任都是不理智的，那么，我们就确实没有理由给予信任。盲目的信任可能导致误信不可信的言论和不可信的承诺，并可能将误置信任的人置于危险的境地或是对其造成损害和伤害。不过，尽管如此，却没有任何证据证明所有的信任都缺乏可信赖的证据或是缺乏头脑。我们有充分的理由拒绝给予盲目的信任，但这些理由并不能用于证明我们也应当拒绝给予建立在理解基础上的信任。

165　　由于建立在理解基础上的信任旨在观察对方的可信度，因而必须对对方主张的真实性或是承诺的可靠性的具体证据作出回应：信任或是不信任A所声称的p；信任或是不信任B所承诺的x。给予或是拒绝给予信任的人必须以理解为基础、尝试对行为人的各种主张和承诺作出区分：如果一份基因诊断是以信誉良好的测试、临床证据以及对于家族疾病史的全面考虑为基础，而非立足于有关遗传的古怪想法，我就可以对这份基因诊断给予信任；如果我与临床诊所预约了上午11点钟的诊疗，我就可以对临床诊所保留这份预约给予信任——当然不会认为预约的时间将精确到分秒。就私密

（接上页）'Trust', *Tanner Lectures on Human Values*, vol. 13 (Salt Lake City: University of Utah Press, 1991), http://www.tannerlectures.utah.edu/abcd.html; Karen Jones, 'Trust as an Affective Attitude', *Ethics* 107 (1996), 4–25。此外，还有一种替代性的观点强调信任所应具备的认知条件，可参见：Richard Holton, 'Deciding to Trust, Coming to Believe', *Australasian Journal of Philosophy* 72 (1994), 63–76。

保护关系中的信任而言，对行为人的不同行为给予区分对待同样极为重要：我们可以信任银行不至于透露我们的财务状况，但不能确定银行是否有可能向外泄露我们个人信息（银行家们也可能热衷于传播小道消息）。[10]

一个特定的主张是否真实，一份特定的承诺是否可靠，其所评判的依据具有高度的差异性。也就是说，如果有人认为有理由对任何人的任何主张和承诺都给予程度一致的信任，我们将不免对此感到惊讶；如果有人认为有理由对所有担任某种职务或是承担某种角色的人（例如医生、护士、科学家）的任何主张和承诺都给予程度一致的信任，我们将对此感到尤为惊讶。尽管民意调查员所提出的是诸如"你信任医生（护士、科学家）说实话吗？"之类的不考虑任何差异

166

---

10 信任不仅以各种不同的方式指向相应的对象，而且也反映了信任所赖以立足的各种原因。例如，出于以下任何一种原因，S都有可能信任T执行任务x而避免从事y：（a）S相信T出于战略考虑执行x而避免从事y；（b）S相信T出于谨慎需要保持S的信任；（c）S相信T的职业或是身份使其在执行x而避免从事y方面具有可靠性；（d）S相信T看重S所看重的价值；（e）S相信T过于愚蠢而无法抓住从事y的机会；（f）S相信T的行为将受到真正可靠的第三方X的监控和检查；（g）S相信T有着值得信赖的过去；（h）S相信X对T的担保值得信赖，S亦有其理由对X表示信任；（i）S相信x是道德上正确的事，同时相信T是有道德的人。概而言之，在上述每种情况下S都认为T"约束"于执行x并避免从事y的行为之中；其中的共有元素可以抽象地界定为一种受托约束因素（fiduciary binding factor）。当深思熟虑地考虑是否信任某人时，我们所需要确定的是，是否存在任何受托约束因素"约束"对方按照某些方式而非其他方式行为。如此种种原因清楚地表明问责制并非为信任提供理由的唯一方法。

性的问题，但这并不表明信任无须以认知为基础、无须考虑
任何的差异性、无须关乎任何证据。[11]尽管民意调查员所提
出的问题假设受访者对任何行为人的任何主张和承诺都给予
程度一致的信任，但任何受访者在回答此类笼统问题时都是
有所甄别的："我相信一些（而非全部）医生（护士、科学
家们）的一些（而非全部）主张和承诺。"

　　如果只是假设信任必定盲目和不具有差异性（同时假
设不信任必定盲目和不具有差异性），由此将导致我们无法
对建立在理解基础上的信任与建立在理解基础上的不信任
作出判断和区分。这一点毫不奇怪，因为上述假设意味着
没有任何相应的证据可用于对特定行为人的各种主张和承
诺进行甄别，而受访者也将被迫作出同样无差别的回答。
基于上述假设，人们实际上被要求在盲目的信任和同样盲
目的怀疑及玩世不恭之间作出选择，而其中任何选择都不
具有吸引力。如果仅仅立足于这些大而化之的问题的大而
化之的回答，我们则无法在信任的程度及其变化问题上得

167

11　例如，2000年2月MORI开展了一项有关公众（在希普曼事件发生
后）对于医生"信心"的民意调查。在回答"在下述不同职业的人中，你通常
相信哪些人会说实话？"时，87%的受访者（2,072个成年人）说相信医生会
说实话；相比之下，仅有21%和15%的受访者分别相信政府部长和记者会说实
话（我们是否因此认为人们不信任记者有关足球比赛结果的报道？我们是否因
此认为人们不信任餐厅测评人对于餐厅的评论？）。相关调查参见MORI主页：
'Public Still Regards Doctors As The Most Trustworthy Group', http://www.mori.
com/polls/2000/bma2000.shtml。

出可靠的结论。[12]

问责和可信度

当有必要给予或是拒绝给予信任时，我们应当有充分的理由既确保和鼓励提升可信度，同时找到切实可行的方法甄别可信和不可信的主张或是承诺。这是一项复杂的任务：当代社会尤其如此，因为我们并不信赖他人——其诚实度和可信度是我们所不了解的*——信誓旦旦和所提出的主张。我们往往不得不以更加间接的方式确保对方的可信度并获取有关可信度的证据。也正是因为如此，问责制度日益凸显了其重要地位。问责并非信任的替代品，却有助于提升可信度，有助于为建立在理解基础上的信任提供有效的证据。良好的问责制应当做到以下两点：一是激励和促进值得信赖的主张和承诺；二是帮助需要付出信任的人使其能够更加容易地区分真实和虚假的主张、区分可靠和不可靠的承诺。在理想的状况下，问责制度不仅应当为专家和公职人员，而且应当为

12　民意调查是说明态度的很好证据，但也仅此而已；我们不妨看看人们一方面声称他们不信任某些职业的从业者，另一方面又极度依赖这些他们所不信任的人：他们的不信任是一种态度，但并不具体呈现为行动。大部分不信任医生的人寻求医生的帮助，许多不信任记者的人相信记者所说的话。

*　原文为"are familiar to us"，意即当代社会中的人们对彼此的诚实和可信度颇为了解；这与事实和上下文不符，疑为"are unfamiliar to us"之误，故译为"是我们所不了解的"。——译者

所有有必要对个人和机构的言行给予信任的人提供更加便捷的信任之道。

问责制度可谓千差万别，但有其通用的正式结构。问责制被用于定义、确立和帮助履行第二位义务，并以此确保相应的第一位义务得到履行：例如，雇员、学生和公司各自有其需要承担的第一位义务，同时承担了对其是否履行第一位义务进行问责的第二位义务。至于第一位义务的相对方，他们承担了监督雇员、学生、公司履行第一位义务的第二位义务：对于雇员，问责者通过评估其工作绩效进行问责；对于学生，问责者通过检查其对于功课的掌握程度进行问责；对于公司，问责者通过审计和公开其财务状况进行问责。雇员、学生、公司各自以其——对于确保第一位义务得到履行的——第二位义务承担问责责任，而第一位义务的相对方则承担了确保雇员、学生、公司承担问责责任的第二位义务。无论是对自己的绩效或是表现承担问责责任的第二位义务，还是要求他人承担问责责任的第二位义务，都只是相对于第一位义务而言的第二位义务；也就是说，在第一位义务得以确立之前，建构问责制度的第二位义务是无法完全确立的。概而言之，唯有当第一位义务的承担者同时承担了——对于第一位义务是否得以履行承担问责责任的——第二位义务，而第一位义务的相对方也承担了对于第一位义务的承担者是否履行第一位义务进行问责的第二位义务时，问责才能够得以实现。问责责任始终属于第二位义务，其前提是承担问责责任的人在承担此第二位义务之前有一整套详尽、连贯和可行的第一位义务需要承担（有关问责结构的详细说明参见本章附录）。

除上述结构之外，问责制度在其他方面的差异颇大：可以分为民主问责制、公司问责制、政府问责制、专业机构问责制、大学问责制、军事问责制、管理问责制、监督问责制等许多种类。不过，更为常见的是多重和混合的问责制。本书不考虑对问责体制进行分类。我们注意到问责制可以有多重目的：其传统目的通常是确保资金以适当的程序正确使用，但也常常用于诸如对他人实施控制、对不良表现实施谴责或是制裁、对良好表现进行奖励、对受到不公平对待的人提供救济、对行为人或是机构建立排名（后者可能涉及诸如就业、升职或是资金资助等稀缺物品的分配）等范围更加广泛的目的。尽管存在不同的目的，问责制的背后是共同的结构和共同的目标：其共同的结构是设置第二位义务（对是否履行义务承担问责责任；对是否履行义务追究问责责任），其共同的目的是确保相应的行为值得信赖。至于问责制是否将其次要目标定位为有助于人们在认知基础上给予或是拒绝给予信任，则并不是一个重要的问题。

生命医学中的问责制、可信度和信任

在英国与在其他地方一样，人们对于问责制的呼声犹

169

如雨后春笋不断涌现。与20年前或是30年前相比，问责体系已是更加庞大、更加精细、更加具有侵入性、成本更加高昂、系统更加复杂。[13]上述发展最明显的莫过于问责制度在医疗和生命医学研究领域中发展迅猛。如果问责制有助于提升而非取代可信度和信任，其发展的结果应当是提高了可信度或者信任（或是同时包含两者）的水平。然而，实际上并非如此。无论是事实发生的还是推测可能存在于医疗和生命医学研究中的玩忽职守，其程度均对与之相关的可信度构成质疑。[14]人们普遍认为信任已经衰落；[15]尽管有报告称就对于全科医生和护士的信任程度而言，其下降的幅度较为轻微，但是，对于"驻院医生"*、医学研究人

170

---

13 Michael Moran, *The British Regulatory State: High Modernism and Hyper-innovation* (Oxford: Oxford University Press, 2003).

14 大量媒体报道了临床医生个人的不诚信行为（从希普曼事件到当地医院的各种事故），报道了人们对于研究人员及其资助和雇用者的动机和活动的广泛质疑。在有关如何补救的公开辩论中，最初所提倡的是增加公众对于科学的理解，随后所提倡的是让更多的公众参与科学，最近所提倡的是让更多的公众参与科学政策的制定和对科学的资助活动（即所谓"上游参与"）。有关英国这场辩论的各个阶段的总结及其相关报告可参见本书第六章注释12，或参见：http://www.foundation.org.uk/pdf18/fst18_8.pdf。

15 证据并不统一。大部分内容来自民意调查，其中（正如本章第2节所述）主要是对受访者提出一些不作具体区分的问题，而这又导致受访者不作具体区分地予以回应，由此似乎就为盲目信任有所下降提供了证据。这些民意调查表明英国人对于基因改造技术的信任度很低，对临床遗传学的信任度较高，对将遗传技术和信息用于法医学的信任度极高。

* 即受聘于医疗机构（医院）的医生。——译者

员以及其他专业人员的信任降幅剧烈。此外，也有大量报告称公众对于遗传学、遗传信息和遗传技术的未来使用或是潜在使用深感不信任。[16] 当人们不断提议提高问责制的标准时，与之不期而遇的是可信度和信任的不断下降；两者之间的巧合可能出于多种原因：例如，当前人们所持有的问责制观念并不恰当，或是评价是否值得信任的证据方法并不充分。

针对不同的问责制目标而采用不同的问责制方法无疑将有所裨益：例如，有些问责制侧重于精细的设计，其目的旨在控制被问责者的行为表现；有些问责制侧重于提供激励，其目的旨在促使第一位义务得以最大限度或是可靠地履行；也有一些问责制旨在对不良的行为表现进行惩罚或是阻止人们铤而走险。追究他人问责责任的人也有各种不同的目的：或是坚守底线，或是关注工作质量，或是阻止失败，或是侧重于排名表现。

通过对比两种不同路径的问责制的优缺点，我们可以更好地理解何以不同的问责制目标应当采用不同的问责制方法。这两种不同路径的问责制分别是管理型问责制和专业型

---

16 Parliamentary Office of Science and Technology, *The 'Great GM Food Debate': A Survey of Media Coverage in the First Half of 1999* (May 2000), 138; MORI and The Human Genetics Commission, *Public Attitudes to Human Genetic Information* (2001), http://www.hgc.gov.uk/business_publications_morigeneticattitudes.pdf; US Genetics and Public Policy Center Report, *Reproductive Genetic Testing: What America Thinks* (2004).

问责制：每种路径都在有关医学和生命医学研究问责制的讨论中占据重要地位，每种路径都以不同的方式回应了如何在知识和权力不对等的条件下给予信任。之所以仅仅提及上述两种问责制路径而忽略其他路径，是因为这两种路径得到了广泛使用并始终处于争议焦点。

171

与过去15年人们对于科学和科学家（尤其是针对遗传学和遗传技术）的持续批判一样，人们在过去的25年里对于作为生命伦理基石的医学家长制的批判凸显了专业人员与非专业人员之间关系的不对等。与其患者相比，医生了解得更多，也比任何单一的患者更加强势——患者需要医生甚于医生需要单一的患者。随着"专家型患者"（expert patient）的出现——互联网越来越多地为患者提供信息以及患者权利团体的兴起，这种知识和权力的不对等略微有所降低，但显而易见的是这种不对等将在医疗实践中持续并一直持续下去。同样，生命医学领域的研究人员比其受试者更加了解所进行的研究，两者之间的知识不对等更甚于医生和患者之间的不对等——诸如遗传或是遗传技术等高度复杂的研究中尤其如此。相较于医疗领域，研究人员与受试者之间的权力不对等较为轻微：研究人员或许更加需要受试者参与研究，而任何单一的受试者都未必有必要参与研究。不过，无论是在临床，还是在研究领域，专业人员所掌握的知识与一般患者和受试者所掌握的知识之间存在着宛如鸿沟般的差距，这一事实让建构严肃的专业人员问责制成为当务之急。

传统问责制所采取的是专业型路径：专业机构确保其成员足够称职、足够正直，从而提供值得信赖的服务。通过要求从业者取得专业执业资格和具备专业所需的能力与技能，同时致力于建构非正式的专业领域文化并对不可接受的行为进行（有时是不甚充分的）惩罚，专业型问责制以上述方式确保从业者具有正直的表现。专业型路径有一个独特的优点和一个明显的缺陷：优点是作为专家的问责者有能力对专业能力和行为标准作出细致和准确的判断，并因此能够充分了解如何才算是履行了相关的第一位义务；缺点是作为专家的问责者可能与被问责的同行惺惺相惜，从而难以严格追究其问责责任，甚至无法采取措施确保其符合标准，并因此仅限于在其内部对被问责的行为和表现作出并非独立的评判。简而言之，专业型问责制是内行而非独立的问责制；专业型路径因为粉饰专业领域的实际状况、维护专业领域的既得利益，甚至滋生腐败而广受诟病，[17] 这一点可谓众所周知。

如今，许多发达国家——特别是英国——已要求专业领域的内部自律应当服从于外部专业人士的监督和管理，专业型问责制已被具备更高制度形式的管理型问责制所取代。这一深刻的变革解决了专业型问责制所面临的让专家扮演警

172

17　相关证据参见：Michael Moran, *The British Regulatory State*。

察、依赖于内部而非独立判断等核心问题。管理型问责制由所雇用的专业机构和专业人员——包括医生和科学家——对外部和非本专业的机构——包括政府及其部门、监管机构、检查员、审查员、资助者等——实施问责，并以此方式弥补专业型路径的缺陷：这也是所谓"审计社会"（audit society）的标准做法。[18]

就问责制度的这一路径转变而言，人们所阐述的道理不可谓不准确，但这一转变并非如其倡导者所声称的那样值得称道。尽管管理型路径已被广泛采用，但也还是存在诸多不良影响。"管理型问责制"这一混合术语本身就囊括了其所面临的难题：管理和问责是截然不同的两件事，将其结合在一起是有问题的。总体而言，管理是自上而下的管理并具有前瞻性，而问责是自下而上的问责并具有追溯性。对于公司来说，管理人员前瞻性地管理员工和公司工作，尽管追溯性地向董事会和股东承担问责责任，但后者并不实际参与管理。对于大学来说，院系负责人管理其所领导部门的学术活动，尽管追溯性地向大学理事会和资助机构承担问责责任，但后者同样不实际参与管理。对于学校来说，校长管理教职员工和学校工作，尽管追溯性地向州长和教育管理部门承担问责责任，但后者也同样不实际参与管理。再就英国国民医

18　Michael Power, *The Audit Explosion* (London: Demos, 1994); *The Audit Society: Rituals of Verification* (Oxford: Oxford University Press, 1997).

疗服务体系而言，医院信托基金会（NHS hospital trusts）管理临床医疗服务的供给，尽管追溯性地向信托委员会承担问责责任并通过信托委员会向一系列相关外部机构负责，但这些机构也不实际参与管理。

然而，当前所流行的管理型问责制却将管理和问责揉捏在一起：以管理的方法实现问责目标的达成；也就是说，首先采用前瞻性的管理手段确保任务得以实现，随后再采用追溯性的问责手段追究任务执行者或是未能执行任务者的问责责任。例如，首先设置相应的目标和指标对专业人员和机构进行管理，随后基于这些目标和指标评判绩效、奖优罚劣、实施问责。如果实施（前瞻性）管理的人随后采用同一套标准进行（追溯性）问责，则管理型问责制尚有一定道理；但是，如果实施问责的人并不实际参与管理，却事无巨细地制定管理目标以方便自己统一实施问责，则这样的管理型问责制就很难说有什么道理。然而，尽管远程实施管理型问责制形式古怪，时下却非常流行。

如今，管理型问责制已不仅限于实施于特定的专业领域或是由特定的专业机构予以实施。之所以如此，其原因非常简单：管理型问责制被认为有助于预防圈内人马马虎虎地对其同行进行评判，有助于打破专业领域内的舒适圈并直面所存在的问题，有助于专业领域内的工作不仅向遥远的外部问责机构负责，而且在许多方面由遥远的外部问责机构实施管理或是控制。这种远程管理确保问责机构对被问责方履行第一位义务的状况作出独立的判断，但其所付出的代价也颇为高昂：因为这种问责制削弱或是僭越了实际上应当由管理人员承担的管理责任，并最终在无法作出专业性的内行判断的情况下对被问责方的专业表现是否"成功"达标实施问责。管理与问责的结合产生了一种要求，即要求人们"执行"某些标准，而这些标准所导致的是适得其反的后果和对于高质量的专业性工作的破坏。

然而，对于复杂的专业性工作来说，如果管理型问责制有可能形成一以贯之的评判标准和方法，并以此作为开展管理同时也作为实施问责的基础，则管理型问责制仍然不失其有效性。然而，专业性工作并非总能形成一套简单易行、明确无误、可予评估的标准并以此作为管理和问责的基础。也正是因为如此，传统的问责制认为对于承担复杂的主要问责义务的人来说，（由专家、专业人士作出）内行判断（informed judgement）至关重要。然而，一旦将管理和问责结合在一起，问责的目标通常就会被简化，以方便对专业行为进行管理的同时减少复杂的专业性判断的影响。例如，管理型问责制为了将复杂的专业性判断边缘化而通常仅仅专注于相对简单的次要指标（surrogate indicators）：这些指标容易定义、容易衡量而无法以此对主要义务的履行状况作出内行的专业性评估。由此所导致的是以手术成功率（无论患者病情如何）为指标对外科医生进行评估，以非紧急手术条件下的等待时间（无论就医状况如何）为指标对医院进行评估，以英国普通中等教育（GCSE）中从A到C的考试分数（无论所学科目如何）为指标对学校进行评估。[19]

　　运用简化的绩效指标进行问责评估据称具有一系列优点：据称其所需成本相对低廉但指标更加客观；据称可以针对不同的个人和机构作出清晰的绩效排名；据称可以辅以与透明度相关的制度要求（这一点将在下文谈及），并因此便于非专业领域内的、受到影响的个人和广大公众参与问责评估。然而，上述所谓优点颇为虚幻：绩效指标需要能够在事实上以可靠的方式对绩效的质量进行衡量，然而不幸的是，这一点常常靠不住。相关原因基本上有两点：一是并不存在可用于对执行复杂任务的质量进行衡量的简单而可靠的指标，而复杂的主要义务是否得以良好履行也是无法以简单的指标予以衡量的；二是当某个绩效指标能够切实可行地衡量绩效的某些方面时，其所产生的荒谬的激励将促使人们为了绩效的这些方面而牺牲绩效的其他方面，促使人们追求在显

　　19　人们对简单的绩效指标（performance indicators）以及由绩效指标所构成的过于复杂的问责体系提出了广泛批评，批评者中也包括此类问责制度的执行者——如他们通常在口头上支持"放松接触监管"（lighter touch regulation）。上述批评在英国"优化规制委员会"（*Better Regulation Commission*）（其前身是"优化规制工作组"）所发布的报告中有所阐述，该委员会建议英国政府采取措施从而促使相关的监管及其执行合乎"良好监管五项原则"，即相称性原则（*Proportionality*）、问责性原则（*Accountability*）、一致性原则（*Consistency*）、透明性原则（*Transparency*）以及目标性原则（*Targeting*）。相关讨论参见 http://www.brc.gov.uk/。不幸的是，热闹的讨论并不表明就此迈向了更好的监管。

著指标（所谓"关键绩效指标"）上获得高分而非追求良好的绩效。在问责制中排斥专业性的内行判断，其所导致的成本可能极其高昂。

我们是否可以在问责制中实现既具有专业性又具有独立性的评估和判断呢？如果我们坚持一种极端的专业性和独立性观念，专业性和独立性就无法相容：例如，如果认为任何受过病理学、精神病学或是药剂学培训的人都没有能力作出独立判断，我们就会固执于这样的立场——即所有的专业判断都是圈内人所为；如果认为任何圈外人士都没有能力作出专业判断，我们就会固执于这样的立场——即所有的独立判断都不过是无稽之谈。

当然，我们尚不至于如此愚蠢；找到具备相应能力或是专业知识的圈外人士并为其独立性提供制度支持并非不可能。例如，由非任课教师承担监考任务或是由其他大学的教师担任考官，或是不隶属于受检公司的人员实施健康和安全检查，或是被禁止与所审计对象发生交易的审计人员，这些具备相应能力或是专业知识的圈外人士均体现了一定程度的独立性。医疗和生命医学研究可以达成与之类似或是更好的标准。尽管在如何确保专业领域内问责者的独立性方面仍然有待改进，但实现这种改进既有可能也并不晦涩；对此已有大量措施，其中包括英国公共生活行为委员会（Committee on Conduct in Public Life）（原诺兰委员会）系列报告中所提出的诸多措施。[20]

一旦揭开所谓专业性与独立性本质上互不相容的虚假外壳，我们可以真正专注于一种将专业判断与独立判断相结合的问责制形式：它以强大的制度措施确保问责具有独立性，并以此打破专业领域内的舒适小圈子（cosiness），使专业领域内的松懈和不当得到控制。[21]与之相应的措施包括严格的业务能力认证、适当的聘任流程，以及防范松懈的专业操作或是任意而为而导致失误的各种措施。问责制致力于良好的专业实践，每一次问责都是专业判断与独立判断的结合。

就此而言，严肃而明智的问责制既不能排斥专业精神和专业知识，也不能仰赖于彼此关照、不受监管的专业小圈子：其中的利益冲突持续不受挑战，而专业的独立性则被接受专业服务的人的各种需求所吞没。不过，强调专业性并不表明就此不得不选择接受小圈子。我们可以稳健而专业地制定监管标准、稳健而专业地调查事故、稳健而专业地惩戒玩忽职守并将不称职的人排除在专业领域之外。为此，我们需要对一些专业领域和组织做出改变，需要所有人都有切实

177

20　参见：http://www.public-standards.gov.uk/.

21　2002年的安然丑闻（Enron scandal）说明了忽视这些标准将导致何等风险。尽管并非所有的问题都能够在法庭上得到解决，但似乎直至2005年安然公司的审计师亚瑟·安德森（Arthur Andersen）都尚未充分独立于其所审计的公司，并且可能提供了所谓"软"审计（soft audit）。美国《2002年萨班斯－奥克斯利法》（Sarbanes-Oxley Act 2002）随后收紧了美国公司的会计和审计标准。

可行的有效程序以确保其作出独立判断。与此同时，专业领域内的问责制也应当在有关不良专业表现的评判中纳入"外行"的声音，应当限制专业职务的任期从而确保专业的持续发展，应当要求相关专业人员公开其利益关联并在存在利益冲突时进行回避。

　　与依赖于单一的专业型问责制或是依靠于单一的管理型问责制相比，同时专注于专业判断和独立判断所需要的真实制度条件能够更加具有成效地提升可信度。然而，对于建立在理解基础上的信任来说，仅仅在行为上值得信赖是不够的，还需要有确凿的证据证明行为者值得信赖。

问责并辅以透明

　　问责制为可信度提供支持和保障，但并不足以为建立在理解基础上的信任提供所需要的证据。即便我们知道专业人员及其机构通常承担问责责任，也并不足以就此有充分的理由信任或是拒绝信任某人的某个主张或是承诺。[22]许多人没有能力或是没有意愿阅读审核、检查或是考核报告，没有能力或是没有意愿阅读机构所提供的报告或是公司账目。诸如此类的报告有些不公开，有些公开但很难找到，

　　22　不过，有时仅仅知道存在问责制度便足以造成"受托约束"：例如，当我得知你承担问责责任（不是对我而是对另一方的问责责任）时，我便将其视为你值得信赖的证据——至少将所须承担问责责任的行为视为值得信赖。

有些可以找到但很难理解。从公众的视角看，某些问责机构所提供的报告晦涩难懂。有一部分社会公众对有关问责的观念持怀疑态度，他们无视一项问责制度是否具备专业性、是否具备独立性，对于相应的证据均以所谓"他们是一伙的"作为回应；向其提供任何详尽细致的信息均激发其"他们试图通过这些信息掩盖一切"的念头。即便以简化的方式提供与问责相关的信息——例如排名或是成绩表，持怀疑态度的人还是一概认为这不过是在"作秀"或是"编造"。

如何能够让公众更加容易地获取证据从而证明相应的行为者值得信赖？最常见的建议是相应的机构和专业人员应当保持其活动的透明度或是公开性：通过戳穿误导性的主张、揭露不良的业绩表现、创造激励机制以促使相应的机构和公职人员更加值得信赖，以及——基于以上措施——让人们无法利用他人的轻信以获取名不副实的诚信声誉，公开性与透明度被认为有助于提升可信度。[23] 人们预料信息将得到披露：这为适当的行为提供了激励。然而，就透明度本身而言，它确实无法为建立在理解基础上的信任提供所需的证据。由于透明度仅仅涉及信息的披露或是传播，它可能牵涉保密方面的问题，却无法确保能够与有必要给予信任的人成功地开展

　23　国际非政府组织"透明国际"（*Transparency International*）成立于1993年，现在在85个国家建立分支组织，该组织将透明度视为打击失信尤其是腐败的一种方式。参见：http://www.transparency.org/。

沟通交互活动。通过信息的有限披露和部分披露等方式可以实现透明度，但这些信息是需要给予信任的人所无法访问和无法评估的。[24]

本书一直致力于探讨管道/容器隐喻所造成的片面观念和不良后果。就当前人们对于信息沟通的讨论而言，其所赖以立足的管道/容器隐喻简单地将沟通定义为某种"物品"（"想法""内容""消息"等）的"转让""传递"或是"披露"，从而遮蔽了信息沟通行为及其所须遵循的规范背景。我们在前面的章节讨论了基于管道/容器的隐喻思考信息和沟通——特别是以此建构有关"知情同意""个人信息""信息隐私权"以及"基因隐私"的思考——所具有的各种破坏性影响。

与此同时，管道/容器模型也扭曲了人们对于使用非个人信息或是非私人信息问题的思考，扭曲了人们对于披露或是传播非个人信息——例如机构与专业人员可信度的信息——以实现透明度等问题的思考。信息沟通的管道/容器模型将非个人信息视为一种需要沟通的物品，而将沟通等同于将这些物品置于公共领域之中——甚至点点电脑鼠标就可完成。然而，以这种方式所沟通的信息可能并未传递

---

24   更加系统的说明可参见：Onora O'Neill, 'Transparency and the Ethics of Communication', 载于：*Transparency: The Key to Better Governance?* eds. David Heald；Christopher Hood, *Proceedings of the British Academy* 135 (Oxford: Oxford University Press, 2006), pp. 75-90。

给任何目标受众：至少对于某些特定的受众来说，他们所接收到的信息远远少于所披露的信息。即使接收到了上述信息，他们也未必具有与之相应的能力，其结果是他们可能无法理解或是领会这些信息与判断他人的主张和承诺是否真实有何关联，他们也可能无法合理地使用这些信息并以此为基础而给予或是拒绝给予信任。[25] 就信任所需要的证据而言，透明度仅仅为确保获得证据设定了一个过低的标准。透明地传播信息并不意味着这些信息必须与听闻者息息相关、必须满足相应的认知或是伦理标准、必须实现与之相应的沟通交互活动、必须——也往往不可能——接受他人的查询、检查或是挑战。透明度没有——也往往不可能——为建立在理解基础上的信任提供证据上的支持。当前人们在信息的披露和沟通方面为执行复杂任务的人设置了诸多晦涩难懂的制度要求，这或许为人们给予或是拒绝给予信任提供了一个微弱的基础。唯有存在某种形式的、可以信赖的独立审查，并且能够对被审查的行为表现作出进一步的评判，我们才能够对被审查并承担问责责任的人给予信任。

180

我们所提出的沟通行为模式为人们思考信息义务和权利——包括私密保护义务等第二位信息义务——提供更加

25　诸如排名和排行榜等公开证据所能吸引的受众范围极广，其所展现的形式也极为简单——毕竟不难看出谁先谁后。然而，如何将此类信息置于相应的背景中进行解释却是极为困难的。

坚实的基础，同时也有利于人们将其信任或是不信任建立在理解的基础上而明智地予以判断。在与他人开展沟通交互活动的过程中，沟通行为人可以基于认知和伦理规范而对他人进行评估：检验其所声称的真相主张或是挑战其所作出的承诺，而通过检验和挑战可以发现认知规范和伦理规范的缺失，可以揭露他人的无知、不诚实或是承诺的不可靠。这样一个过程可以为给予或是拒绝给予信任提供更加清晰的基础。

我们认为信任不会在人类事务中消亡，同时也认为除非能够获得与信任相关的证据，否则将无法基于认知而明智地给予或是拒绝给予信任。问责制对于收集或是记录证据至关重要，但是，它无法为人们是否给予信任提供所需要的证据。除非问责者具备相应的专业性和独立性并且能够与目标受众开展可理解的沟通，否则，问责制将无法为提升信任或是解决信任"危机"发挥作用。对于必须给予或是拒绝给予信任的人来说，仅仅单方面地做出言语行为——例如披露、散布、传播甚至公布信息——是不够的，因为单方面的言语行为无法确保对方能够理解、吸收或是认同所传播的信息。当前的普遍趋势是扩大问责制的用途并辅以时髦的提升透明度的理想，人们试图借助于其中的透明度避免专业领域内的暗箱操作，同时借助于其中的问责制避免专业领域内的圈内问责、避免形成自我认证的舒适圈。上述做法对于提升可信度至关重要；但是，透明度无法为建立在理解基础上的信任提供充分证据。透明度所支持的是一个单方面的世界和单方面的沟通，所导致的可能后果是消解而非帮助建立信任。相比之下，我们所主张的真实的沟通致力于对问责作出判断，致力于基于认知而明智地给予或是拒绝给予信任。

附录：问责制的结构

任何形式的问责制都以其所确立的第一位义务作为出发点；也就是说，问责制首先问责的是第一位规范是否得以履行；问责制的基本规范结构如下：

1. 应当履行X。

如果没有可识别的行为人，则任何规范都只是徒有其表；相应的问责制结构可呈现为以下形式：

2. 应当由A履行X。

在某些——但并非所有——情况下，需要由权利人提出诉求以要求第一位义务得到履行；相应的问责制结构可呈现为以下形式：

3. 应当由A履行X，而B有权要求由A履行X。

问责制设置了第二位义务或是旨在履行第一位义务（以及权利）的义务；相应的问责制结构可呈现为以下形式：

4. 应当由A履行X，而B有权要求由A履行X，因而A

向C承担了履行X的问责责任（或是对C负责）。[26]

182   为此，有必要理解问责制所包含的两类义务：一是对是否履行第一位义务承担问责责任的第一位义务；二是对是否履行第一位义务进行问责的第二位义务。问责制是至少涉及两方（通常涉及许多方）在内的复杂规范关系。所谓A对C承担问责责任，即意味着A对于其是否履行了相对于C的第一位义务承担问责责任，同时意味着C承担了对于A是否履行上述第一位义务进行问责的第二位义务；相应的问责制结构可呈现为以下形式：

    4*. 应当由A履行X，而B有权要求由A履行X，因而A向C承担了履行X的问责责任，C承担了针对X向A问责的义务。

    如果第一位义务的承担者同时承担了报告其履行（或是未履行）第一位义务的状况的第二位义务，则其相应地承担了履行（或是未履行）第一位义务的问责责任，而问责者也相应地承担了对其履行（或是未履行）第一位义务进行问责的第二位义务；相应的问责制结构因而涉及复杂的机构及其

---

    26 第4条的一种特定情形是A向B承担问责责任：也就是说，应当由A履行X，而B有权要求由A履行X，因而A向B承担了履行X的问责责任。不过，B可能无法问责或是没有能力问责，也可能受到恐吓或是有所偏袒。"直接正义"（private justice）可能带来报复和仇杀的风险，诸如此类的原因让这种形式的问责制尽管偶尔浮出水面——例如，被用于让受害者参与判决并提出建议，但已久不为人所欢迎。问责制通常以"社会化"的方式由法院、专业人员、检查员、监管机构等第三方通过履行第二位义务以实施问责。

活动，其中包含许多行为种类、许多义务的承担者、许多权利的持有者，以及许多对其承担问责义务的行为人和机构；问责制结构可呈现为以下形式：

5. 应当由相关行为人 A_s 履行 $X_1 \cdots X_n$，而相关行为人 B_s 有权要求由 A_s 履行 $X_1 \cdots X_n$，因而 A_s 向 C_s 承担了履行 $X_1 \cdots X_n$ 的问责责任，C_s 承担了针对 $X_1 \cdots X_n$ 向 A_s 问责的义务。

结论与建议

　　在有关生命伦理的讨论中，知情同意是讨论得最多、甚至最为老套的话题；然而，在此议题上人们迄今所广泛接受的理论阐释却是千疮百孔：对知情同意正当性的解释缺乏说服力，而知情同意的执行标准则缺乏可行性。鉴于此，我们在本书提出了有关知情同意的全新思考方式。这一全新的思考方式将对知情同意、知情同意何以重要以及应当满足何种标准作出更加令人信服的解释。

　　迄今人们对知情同意的制度要求作出了各种阐释；本书对其中广泛为人接受的主张进行了检视，并认为其所主张的知情同意标准往往夸大其词、不切实际。也正因为如此，这些不切实际的标准在生命医学实践中几乎是常规性地为人轻视和忽视。尽管知情同意所遭遇的"失败"部分是由临床医生和研究人员未能达到这些标准所致，但也有部分原因在于所设立的"知情"和"同意"的标准不准确、过分以及不具有可能性。就此而言，人们在知情同意问题上所持的愿望与所面对的现实不相匹配。人们对此作出了回应，可能作出的三种选择大致概述如下。

　　第一种选择是降低知情同意的标准，从而使知情同意更加具有可行性，以便迎合或是略微改良其所面临的实际状况。第二种选择是维持现行的知情同意标准，维持这些标准在医学临床和研究活动中的运用，同时充分认识到这些标准与其实践之间的差距，认识到任何"改进"的企图终归无济于事。我们认为上述两种选择——降低标准和制度性虚伪——都不具有吸引力，并因此选择以更加系统和彻底的方式重新思考知情同意。

知情同意与认知规范

　　在重新思考知情同意的过程中，本书所采用的路径简单 184
而率直——尽管部分细节复杂而令人费解。本书开篇提出一种主张，认为知情同意事实上无法达成，除非为被征询同意者设定切实可行的知情同意标准，否则就不应当在知情同意方面有所要求。

　　这一主张看似浅显，却普遍为人忽略。无论是在生命伦理还是在其他领域，大多数有关知情同意的讨论都狭隘地或是聚焦于征询同意者如何完成信息披露，或是聚焦于被征询同意者如何完成个人决策。正是因为狭隘地聚焦于上述两点，致使人们对于征询同意者与被征询同意者有效地开展沟通和作出承诺究竟需要什么有所轻视和忽略。管道／容器的隐喻对人们思考和讨论信息与沟通的方式产生了深刻的影响，这也进一步促使人们从所谓"为了个人决策而有必要披露信息"的角度思考知情同意。管道/容器的隐喻将信息视为可以被行为人获取、存储、传递和传播的"物品"。我们认为其隐喻本身没有问题，有问题的是这种隐喻凸显和强调了信息与沟通的某些方面而掩盖或是遮蔽了其他方面。披露信息是一回事，但信息披露本身未必能够将所披露的信息传递给目标受众，也未必能够成功地围绕相应的主张和承诺开展沟通；个人作出决策是一回事，但个人决策本身并不意味着能够成功地围绕是否同意以及所给予的同意中包含哪些承诺开展沟通。本书旨在重新思考知情同意及其与生命医学中若干规范性议题的关系，我们为此首先揭示了管道/容器的隐喻所导致的扭曲认识，并向读者展示这种隐喻如何塑造了片面和不恰当的沟通观念、如何塑造了片面和不恰当的知情同意观念。

为了对知情同意作出更加令人信服的阐释，我们主张应当聚焦于人们在征询、给予或是拒绝给予同意时所开展的沟通交互活动。对于成功开展知情同意的沟通交互活动来说，沟通交互活动的每一个环节都必须符合适当标准：沟通中的可理解性和相关性规范至关重要，如果忽略这些规范，则相应的沟通交互活动无从真正地实现知情同意。即使遵循了可理解性和相关性规范，从而确保了有效沟通，倘若不能遵循包括准确性和诚信在内的一系列认知和伦理规范，则知情同意的沟通交互活动仍然有可能归于失败。诸如混淆、迷惑、

误导、操纵、兜售虚假或是不诚实的主张之类的言语行为
（speech acts）往往让人无从判别究竟主张什么、要求什么、
理解什么以及同意什么，并因此难以确保真正地实现了知情
同意。我们因此得出如下结论：真正的知情同意必须建立在
沟通基础上，而沟通则必须遵循一系列范围广泛的认知和伦
理规范。我们在本书所推动的是实现知情同意观念的转变：
从浅薄地立足于"信息"的阐释向更加全面地立足于沟通的
阐释转变。我们认为这一转变意义重大、影响深远，立足于
沟通的阐释具有重要的实践意义。

知情同意与个人自主性

在过去的40年里，知情同意的制度要求在生命医学领
域中大幅增多，其范围从医学研究延伸至临床实践，其标准
的设定也日益具体和（被认为）严格。知情同意的制度要求
之所以日益延伸、日趋巩固和完备，最常见的答案是知情同
意的制度要求确保了对于个人自主性的尊重。

我们完全接受这一观点，即知情同意的征询与给予展现
了最基本（minimal）的个人自主性。当人们同意作出某种
行为时，他们既可以选择将此行为付诸行动，也可以选择并
不付诸实施；也就是说，人们确实可以作出选择以表明是否
同意做出某种行为，但这种选择的自主性并不意味着有必要
要求患者和受试者对于每一项医疗和研究干预都必须给予或

是拒绝给予同意。毫无疑问，在人们所作出的选择中，有些既非必要又缺乏合理性。就此而言，患者的选择和同意并非所有医疗干预的必要条件：例如，公共卫生所供给的是公共物品，而公共物品是不以个人选择而发生变化的。许多治疗措施所针对的是因为欠缺认知能力而无法参与沟通交互活动的患者。此外，患者的选择和同意也并非所有医疗干预的充分条件：例如，如果患者所选择的医疗干预是医疗机构无法提供的，则即便作出选择也无济于事。个人选择看似为医学研究提供了合理的标准，看似可以为研究项目的开展开启方便之门；然而，个人选择在研究领域同样面临上述问题：有些人作出"选择"——例如临床试验的参与者——却对其所作出的选择知之甚少，而有些人即便作出"选择"——例如受试者要求修改研究协议——也是无济于事。显然，对于伦理上可接受的医疗和研究活动来说，个人选择既不是开展这些活动的必要条件，也不是充分条件，并不为所有的生命医学干预所必需。不过，当个人选择具体表现为对是否同意作出选择时，而这种选择又在某些情况下成为一种必要时，我们就应当对相应的情况作出区分。就此而言，当人们将知情同意的重要性归因于它确保了对于个人自主性（无论何种定义）的尊重时，他们只是在强调知情同意重要而并未解释知情同意何以重要。秉持最基本的个人自主性观念将面临上述问题，而秉持标准更高和更加严格的个人自主性观念将面临更多问题。

人们对于上述问题的普遍回应是：之所以需要知情同意，是为了确保对于个人自主性（无论何种定义）的尊重。然而，我们认为尊重个人自主性（无论何种定义）只是生命医学领域众多重要的伦理原则之一；也就是说，我们必须在个人自主性原则和其他重要的原则（例如仁慈、不伤害、正义等原则）之间保持"平衡"。我们的这一主张阐明了个人自主性的观念并不足以证明知情同意的正当性，但并未解释为什么以及在何种情况下知情同意才是必要的。如果个人自主性原则只是众多重要的原则之一，知情同意还是否始终重要？如果答案是肯定的，知情同意在何种情况下不可或缺而在何种情况下必须让位于其他原则？我们认为如果试图为知情同意提供令人信服的理由，就必须回答上述问题而非仅仅诉诸所谓尊重个人自主性（无论何种定义）极为重要之类的主张。

知情同意：放弃权利诉求

无论在医学临床和研究领域还是在其他领域，知情同意都不仅仅被视为是一项值得拥有和至关重要的原则，而且被视为一种用以避免违背重大义务的标准方式。在医疗活动中，同意具有伦理上的重要性；如果未经当事人的同意，则所开展的医学干预将违背不得攻击、强制、胁迫、诬陷、毒害他人等基本义务。知情同意提供了一种规避此类义务和放弃相应权利的方式，从而使未经同意而导致的义务和权利侵害得以规避。不过，将如此坚实的理由置于诸如"尊重个人自主性"之类的大帽子下，其所获甚微，而所失甚多。

聚焦于征询、给予或是拒绝给予同意的沟通交互活动为解释何以知情同意如此重要提供了更加清晰的理由，并为知情同意原则与其他重要的伦理原则之间的关系提供了更加清晰的解释。知情同意交互活动被用于出于特定的目的、以特定的方式放弃一些权利诉求，并因此仅仅在特定的重大诉求——例如道德和法律义务、专业操守以及各种合理预期——被接受的情况下才发挥作用。我们颇为明智地并不打算提供一份完整或是范围广泛的清单以囊括可以以知情同意的方式而放弃的基本原则、义务和预期，但也同时认为在医疗和研究活动中，可以以知情同意的方式而放弃的应当是：与不侵犯他人身体的完整性、不限制他人行动自由、不对他人有所欺瞒、不侵犯他人隐私相关的伦理、法律、职业等义务以及与这些义务相对应的权利。

我们假设这些义务和预期存在于实践知情同意的过程中。当人们以知情同意的方式放弃这些义务和预期诉求时，它们并未就此被抛弃或是边缘化，而只是在有限的范围、有限的时间、为了有限的目的而暂时搁置：同意接受阑尾切除手术所表明的是不同意接受与之无关的切口手术，以及不同意由特定外科医生以外的其他人实施这项手术；同意参与临床试验所表明的是不同意服用与之无关的新研药物——更不用说服用与病情无关的药物了。知情同意之所以重要，是因为它提供了一个标准和可控的方式，使得人们可以为了有限和特定的目的而搁置一些义务和禁律。人们有充分的理由——这些理由着实势不可挡——支持和维护诸如禁止伤害和毒害他人、禁止侵犯他人身体完整性、不得限制他人人身自由、不得侵犯他人隐私等禁律或是制度要求。但是，在具体情况下，患者等当事人可能有充分的理由要求基于有限的目的、以有限的方式搁置这些禁律和制度要求。这就是知情同意交互活动的基本主张和目的。如果当事人认为有理由放弃要求他人履行某项重大义务或是实现某项合理预期，他们就可以采取知情同意的方式放弃这项义务和预期：这在生命医学实践中极为常见，因为许多医疗和研究干预若非如此便违背了基本的义务和预期。除非允许以有限的方式作出原本将对他人身体完整、自由或是隐私构成侵害的行为，否则医疗或是研究干预就将难以为继。就此而言，知情同意是许可上述行为得以开展的方式；无论以何种方式阐释个人自主性，都不应当将知情同意视为个人自主性的实现方式——更不是实现个人自主性的首要方式。

我们将对于知情同意的思考运用于有关信息义务的讨论中，认为知情同意是放弃信息义务的一种方式。我们认为不应将诸如尊重隐私、保护私密等信息义务视为具有特定语义内容——例如"个人"或是"医疗"信息——的义务。所谓为特定种类的信息设置特定的义务和制度要求，这不过是建立在误解基础上的企图。管道/容器的隐喻将信息描述为一种类似于空间存在物、存在种类差异的物品；这种描述看似显而易见和无伤大雅，实际上既可疑又有问题。我们事实上无法整齐划一地划分和圈定不同的信息种类；试图基于不同种类的信息内容而构建与之一一对应的义务注定徒劳无功。此外，信息所具有的推断衍生性也使得人们常常以多种多样的方式获取信息。我们认为与其试图基于信息内容而设定包括尊重隐私、保护私密、遵循问责和诚信等信息义务在内的义务，不如将信息义务建构为言说和其他认知行为——信息因此而得以获取、使用和传递——所应当遵循的义务。信息义务是沟通交互活动所应当遵循的义务，而当其被视为仅仅或主要是与信息内容相关的义务时，信息义务便遭到了扭曲。

知情同意：实践与政策

我们主张以上述方式构建有关知情同意的讨论，认为这样将有助于阐明生命伦理中的诸多理论问题并对生命伦理实践产生意义深远的影响。我们认为可以在方法和实践中采取如下可行和重要的变革措施。

知情同意的标准

我们提出了实现知情同意的新路径：这一路径允许以差

异化的方式看待知情同意的标准。当前人们倾向于将成功的
知情同意视为对于个人自主性的尊重，并将这种尊重视为有
则全有、无则全无；与之不同，我们聚焦于充分的同意交互
活动所必须满足的认知和其他规范，聚焦于特定情况下放弃
特定基本义务的正当性基础。我们所主张的思考路径为区分
以下两种情形提供了切实可行的基础：一是何种情形下知情
同意必须严格而详尽；二是何种情形下知情同意无须严格而
详尽。

　　举一个不太有争议的例子以说明上述两种情形。在征询
患者同意实施一项医疗措施时，如果没有充分告知与之相关
的常见并发症，这不仅被认为在伦理上可予接受而且在紧急
情况下是必需的，因为在此情形下花时间讨论常见并发症和
征询同意，实则是没有遵循更加重要的、旨在减少而非拖延
患者疼痛和风险的职业和伦理义务。与之不同的情形是在应
对患者的例行咨询中没有充分告知医疗措施可能引发的并发
症，在此情形下花时间讨论并发症并不影响遵循减少而非拖
延患者疼痛和风险的义务。同样的道理，没有告知患者某种
处方药所具有的罕见而轻微的副作用，这并不构成未能履行
知情同意：因为事无巨细、面面俱到被认为是难以置信的，
而认为患者能够在给予同意时关注到每一条理论上可供其参
考的信息也并不合乎情理。

　　就此而言，我们反对所谓知情同意应当具体或是明确
（更糟糕的是主张完全具体和完全明确的同意）的不切实际

190

的姿态性主张，同时也在一般意义上反对制定统一的知情同意标准，反对对知情同意交互活动所应纳入信息的数量和特定性质作出规定。我们不认为有理由可以证明制定更加精细的标准以规范知情同意的征询、给予和记录具有伦理上的必要性，或是证明其在伦理上是可取甚至可被接受的。

我们提出了实现知情同意的新路径：这一路径聚焦于可被放弃的义务和预期，以及在特定情况下放弃这些义务和预期的理由。我们相信这一新的路径具有理论优势。正如许多常规性的医疗护理所显现的，在医疗干预不违反重大义务或是预期的情况下没有必要要求提供详细或是正式的知情同意；此时所做的是不需要知情同意，也相应地无须放弃任何义务；或是只需要不必登记入档的默示同意即可——犹如患者预约就诊或是在注射时主动卷起袖子。

在征询患者同意实施常规性治疗方面上，标准化的知情同意形式也许颇为可取，否则会违反重大义务。但是，所谓知情同意的标准形式将随着治疗方案的变化而有所变化；试图为所有的知情同意交互活动指定一个单一的规范形式不仅毫无意义，而且在后果上也极具风险。对于治疗或是研究实践来说，无论具有标准化的形式还是附有详细的说明，此类知情同意书或是知情同意协议并不能或多或少地为获取真实的同意提供保障；相反，使用尤其是日常使用这种标准化的知情同意形式有可能导致人们更加漠视充分的知情同意所必须满足的认知标准，导致人们过度热衷于形式而非采取实际行动以确保获得真实的知情同意。

当前人们在思考知情同意时所采取的标准方式是强调信息披露，强调以知情同意的方式确保对于个人选择的尊重。在他们看来，如果知情同意未能明确、主动和具体地披露相应的信息，则由此所开展的医疗干预都是有问题的。他们或许认为本书所提出的观点是将知情同意视为微不足道之举，或是试图在医学实践中"回归家长式"。然而，就实施标准化并附有详细说明的知情同意程序和形式而言，我们并不认为知情同意微不足道；恰恰相反，我们认为对于实施介入性治疗的人来说，遵循相应的义务和预期至关重要——如果未经患者同意即构成对于这些义务和预期的违背；我们同时认为向患者说明实施某项特定干预的理由至关重要，实现充分的知情同意交互活动所必须满足的认知标准至关重要。我们因此得出结论：所谓以标准化的形式——一一勾选的方框、当事人签名、见证人签名、联署人一一签名——实现知情同意不仅在伦理上毫无必要，而且可能在伦理上带来风险。

如果仅仅将知情同意视为可使个人选择成为可能、可使个人自主性（无论何种定义）得到尊重的一种"为个人决策而披露信息"的方式，我们就可能看不到由于错误地强调知情同意应当建立统一的形式和程序、错误地强调知情同意应当尽可能趋于详尽而导致的风险。如果我们过于强调个人选择，则无法确保能够充分顾及生命医学实践中所有重要的伦理、法律和职业义务，同时让人错误地认为任何形式的行为

都无外乎个人选择（事实上，公共物品的供给就与个人选择
无关），让人错误地认为只要拥有更多的信息就能作出更加
明智的选择。然而，以标准化的方式披露更多的信息不仅有
违背基本认知规范的风险，而且无法确保——事实上是阻
碍——人们遵守基本的伦理规范。

192　　我们不需要在生命医学活动中建立形式统一的知情同意
程序；这一观点不仅不会让临床医生、研究人员、患者和受
试者们感到惊讶，甚至有可能让他们感觉受到鼓舞！人们在
生命医学活动中所征询的同意往往具有可变性和可选择性，
我们对此心知肚明，并不认为有何不妥——尽管没有人希望
因此而违背潜在的重大义务和预期。在实践中，征询同意始
终具有可选择性，而所能提供的信息量则不可避免地总是有
限的；在实践中，医学专业人员尽管口口声声地表示将与时
俱进地向人们提供更加完整的信息，却对有效沟通的局限性
有着极为现实的认识；在实践中，患者和受试者们往往——
相当明智地——并不热衷于他们所无法领悟的技术性信息，
他们所擅长的是从第二位义务的角度对提供医疗或是邀请其
参与研究的人作出是否可靠、是否可信的判断。

　　我们反对知情同意程序和协议的过度形式化，而唯一发
自内心地反对这种意见的或许是来自于那些将知情同意视为
证据来源以保护其免受临床或是生命医学研究中不当行为侵
害的人。不过，在知情同意书上勾选若干选项或是签署若干
表格并不足以就此证明开展了符合认知规范的知情同意交互

活动，也因此不足以作为令人满意的证据以证明就此放弃了相关义务。在知情同意书上签名——更不用说在选项方框中打钩——或许具有法律上的意义，但并不具有伦理上的意义——因为它无法证实当事人是否给了真实的同意。接下来一个我们尚未探讨的问题是：是否应当将知情同意书上的常规和正式指标视为法律上的免责条款？如果知情同意交互活动在遵循认知规范方面存在缺陷，则未能充分理解所披露的信息是否可归于免责？这些问题将在下文予以讨论。

　　同意与没有同意能力

　　我们将知情同意视为放弃特定的潜在规范的方式；这个观点有助于我们解决人们在知情同意和患者无能力问题上无休止的争论。如果将个人自主性视为知情同意之所以具有正当性的唯一理由，则当个人不具有相应的能力或是能力发生改变，患者不具有同意的能力或是无法对特定事项真实地给予同意时，知情同意的正当性也就所剩无几了。不过，如果我们将知情同意视为患者和受试者放弃或是拒绝放弃潜在义务的方式，则对于无能力患者来说，哪些至关重要便可一目了然。

　　无能力患者显然无法自行决定在特定情况下应当放弃哪些特定的义务、权利或是预期；然而，当需要在特定情况下放弃特定的规范、义务和预期时，他们所持的理由必定与其他人所持的理由一样充分和坚实。就此而言，当人们不得不为无能力患者决定是否应当接受治疗时，他们应当推己及人地考虑是否放弃相应的义务、权利和预期。在考虑患者的"最大利益"时，他们应当考虑有能力的患者在决定是否同意时所要考虑的因素；我们可以通过这种方式消弭有能力患者与无能力患者之间的危险差异，同时消除由此差异所导致的一种诱惑，即认为医学伦理的核心议题就是如何能够巧妙地让不完全能力的患者对复杂诊疗方案表达同意。我们认为医学伦理的核心议题恰恰与之相反：是在有能力的患者有充分理由不放弃义务诉求的情形下如何确保相同条件下无能力或是不完全能力的患者不至于放弃相应的义务诉求。我们认为医学家长制的滥用是一个严重的问题，人们有必要采取措施防止这种滥用；但是，为了让所谓的个人自主性不至于丢失或是遭到边缘化而拒绝治疗是一个更加严重的问题。

　　以上论述同样适用于探讨没有同意能力的人参与医学研究是否具有正当性的议题。我们面临同样的任务：并非为同意能力受损的受试者寻找更加容易获取其同意的新方式，而是确保在认知或是其他方面受到损伤的人不至于放弃其有关潜在义务的诉求，除非相同条件下有能力的受试者基于同样的理由放弃相应的义务诉求。当然，具体情况可能有所不同：如果不具有同意能力的受试者所参与的是可替代或是有高度风险的实验，则不应当将其与完全能力的受试者相提并论。不过，通常情况下不应当存在例外。如果受试者因为测试药物而不再拥有同意的能力，则可以基于受试者的最佳利益——辅以适当的制度保障——而判断他们是否应当继续参与相应的临床试验。

同意和信息

我们提出了思考知情同意的新路径：它所具有的第三个优势是能够更加合理地解释为什么不应当滥用他人信息。当前流行的数据保护观念主张以下述方式保护"个人"数据，即任何未经数据主体以知情同意的方式特别授权使用的信息均被禁止使用。这样一种保护隐私的方法建立在以下假设的基础上，即所有信息都可以被完整地归类为个人信息和非个人信息：除非能够区分信息，否则就无法基于信息的不同种类而相应地定义隐私义务。与此同时，"遗传例外论"的倡导者们也声称可以将信息完整地分类为遗传信息和非遗传信息，并以此寻求为遗传信息和基因数据提供特殊保护：除非信息来源主体以知情同意的方式授权特定用途，否则任何相关信息的使用均被禁止。这样一种保护遗传隐私的方法建立在以下假设的基础上，即所有信息都可以被完整地归类为遗传信息和非遗传信息：除非能够区分信息，否则就无法适当地定义何为遗传隐私义务。

我们认为以上有关隐私权和隐私义务的阐释建立在并不具有逻辑一致性的假设基础上。所有信息——包括个人信息和遗传信息——都具有推断衍生性，这是依赖于管道/容器的隐喻所无法看清的。人们可以通过许多不同的途径获取与他人的健康状况或是基因构成相关的信息，而这些获取信息的方式并非都违反了尊重隐私的义务。就此而言，仅仅因为存在着"个人"或是"遗传"信息被他人获取的可能性就认定将发生侵犯隐私权的行为，这一观点无疑是荒谬的。信息隐私权既不应当被解释为享有不被他人获悉某些事实的权利，也不应当被解释为他人承担不得获悉某些事实的义务；事实上，人们往往可以从公共信息或是合法获取的信息中推断出相关信息。例如，一名经验丰富的医生基于其在公共场所遇到某人而推断出该人患有某种疾病，或是基于公共信息而推断出某人具有某种遗传特征；此外，双胞胎也可以从各自合法拥有的信息中推断出对方的基因构成。信息所具有的推断衍生性表明不让他人获悉信息的权利是不存在的，这就如同一旦认知上遭受限制，则获悉信息的权利形同具文。信息义务是开展相应形式的沟通交互活动时所须承担的义务；信息权利是与上述义务相对应的权利。信息义务不是也不应当成为确保他人获悉或是不获悉某些信息的义务；信息权利更不应当成为获悉或是不获悉某些信息的权利。

就此而言，所谓"隐私权"，至多是他人不得通过不可接受的认知或是沟通交互活动——诸如偷窥日记、泄露私密、侵入医疗记录——获悉特定信息的权利；所谓不得侵犯他人隐私的义务，至多是不以侵入性的方式做出认知或是沟通行为的义务。基于上述两点，我们认为生命医学在推动信息的匿名化处理时，应当确保信息能够有效地对没有必要获

悉数据来源主体（或是与人体组织样本相关的信息源主体）
身份信息的人匿名。至于对医疗和研究数据实施不可逆的匿
名化（或是数据的去链接、去身份标识），我们认为此类主
张不仅缺乏伦理依据，而且将对医学数据库所必不可少的数
据链接系统造成破坏，其后果将是许多研究无从开展。既有
效又潜在可逆的匿名化处理足以确保对于隐私的尊重，同时
也不至于侵蚀构建医学数据库的可能性，不至于对公共卫生
研究或是二级数据分析造成阻碍。此外，潜在可逆的匿名化
处理也足以确保可以无须特别同意而查阅过去患者的临床记
录和公开病例，确保诸如此类的信息查阅不至于侵犯个人隐
私。当前数据保护立法所采取的隐私保护措施在知情同意方
面提出了过高要求：唯有在数据的使用或是后续使用方面获
得同意，或是获得特定许可（例如，在英国获得患者信息咨
询小组的许可），才能围绕所拟议的方案或是数据用途开展
工作。我们认为诸如此类的措施毫无必要，并认为当前的立
法与监管之所以强化这些措施，其所反映的是一种失常而非
良善的伦理准则。

　　我们在本书中得出结论：尊重隐私是一种信息义务，它
对于生命医学活动至关重要，而尊重隐私的义务之所以重
要，并不是因为医疗数据、私人数据、基因数据本质上具有
隐私性，而是因为某些与信息——或是以特定方式所获取的
信息——相关的行为是不应当做出的：不应当将不准确的信
息打造成真实的信息，不应当未经同意而传播私密信息，面

向特定受众的信息应当以其可以理解的方式予以表达，等等。就整体而言，这些义务所呈现的是健全的信息义务观念——包括尊重隐私的义务，但信息义务并不是以所谓某些种类的信息在内容上具有内在的隐私性这一站不住脚的假设为基础的。同样的道理也适用于回顾性研究：此类研究如果未经特别同意而使用了无能力患者的医疗记录，则既不应当被视为违反了任何义务，也不应当被视为侵犯了患者的隐私。正如我们所主张的，如果没有令人信服的理由证明有必要禁止一切有可能对有能力患者的隐私构成侵犯的行为，也就没有令人信服的理由证明有必要禁止一些有可能对无能力患者的隐私构成侵犯的行为。试图以立法禁止一切有可能侵犯隐私的行为的方式预防侵犯隐私行为的实际发生，这无异于是一种过度预防。

同意和问责

197　　在生命医学活动所须遵循的一系列重要的信息义务中，尊重隐私的义务只是其中的一种；而当临床医生、研究人员及其所工作的机构需要承担问责责任时，其他方面的信息义务也同样必不可少。在专业认证制度和临床考核制度中，信息义务发挥了重要而众所周知的作用：这是长期普遍为人知晓的事实。在生命医学实践中，其他方面的信息义务也同样至关重要，尤其是确保专业和机构承担问责责任的问责义务。

问责义务是以履行第二位义务的方式而得以实现的。医疗服务的提供者往往承担了向相对方提供与自身专业相关的信息的第二位义务，而相对方也反过来承担了监督这些信息的第二位义务，并据此要求专业人员及其机构对相应的专业行为承担问责责任。专业人员及其机构在履行上述（以及其他）第二位信息义务时需要获取大量信息，其中包括第一位义务及其执行标准等方面的信息。

信息与沟通的管道／容器模型认为问责义务的履行有待于信息的"透明"披露，从而确保信息能够为人所用。与之不同，我们聚焦于沟通行动及其所必须满足的认知标准，我们强调的是沟通交互活动所应承担的义务而非披露信息的义务。问责体系可以呈现为多种形式、服务于多种目的和用途。问责体系的良好构建取决于它能够保护各方主体的正当利益和预期，并为建立在理解基础上的信任提供证据。如果相关各方不能按照必要的认知规范开展有效沟通，则上述信息义务无法得到履行。

重新思考之后：改变的可能性

在医务和研究人员、患者和受试者如何运用知情同意以及知情同意何以至关重要的问题上，我们相信人们通常所持的观点——尽管细节上有所出入——更加接近于我们在本书提出而非批评的观点。我们将知情同意视为个人——当有合

198

理理由时——以特定方式放弃要求他人履行潜在义务和预期的一种方式，其前提是相应的个人和机构承担了包括信息义务在内的诸多基本义务。如果不能认真思考上述义务，不能认真思考有效的沟通交互活动所必需满足的认知规范，我们就无法理解知情同意，无法理解知情同意所必需满足的标准及其所受到的限制。相比之下，当信息与沟通的管道／容器模型与尊重个人选择或是尊重个人自主性的假设相结合时，这种结合为歪曲和误导知情同意并由此带来诸多不利后果埋下了伏笔。我们在重新思考知情同意时所采取的路径既能够避免这种扭曲及其不利的影响，又提供了有益和具有逻辑一致性的方式以思考知情同意在生命医学活动中的使用及其重要性。

我们充分认识到实施本书所倡导的变革需要生命医学以及相关立法和监管领域做出具有方向性的巨大变革；一些变革和改良措施可以由医疗和研究机构及其医务和研究人员零星地开展，另一些则需要政府各部门采取行动，还有一些可能需要通过完善立法——尤其是更加连贯的个人隐私保护立法——而得以实现。有关知情同意的哲学思考只是这场漫漫征途的一个部分。

哲学思考至少可以引领一段征程，在此期间有许多事情要做：首先，我们可以停下脚步，不再如此努力地朝着错误的方向行进。任何人和任何机构只要其工作与生命医学有关，都可以试图寻求改变而非"西西弗斯式"（Sisyphean task）地、无止境地要求生命医学活动的各个方面都受制于更加严格的知情同意制度形式，或是徒劳地试图将一切医学和研究伦理建立在个人自主性的观念基础之上。英国国民医疗服务体系以及其他国家的类似医疗体系都可以暂停尝试推行更加严格和数目更加繁多的知情同意制度要求，同时废除一些存在功能缺陷或是不合理（或是两者兼而有之）的制度要求。相关研究委员会以及相关研究的资助者可以暂停对旨在"改进"知情同意程序的项目提供资助，从而使其不必追求那些无法实现的目标，并在此类程序无法或是没有必要实施时停止实施此类程序。研究伦理委员会可以修改其所颁布的指导手册，从而确保明确阐明了知情同意的基本规则及其必须满足的标准，同时防止知情同意的制度规定被过度化。监管机构可以强调这一观念，即与披露信息的重要性相比，与相关受众的沟通更加重要；同时也可以在对医疗和研究机构进行评估时基于沟通是否达到一定的标准——而非是否遵循了现行并不合理的知情同意制度要求——作出判断。英国的医疗和科学研究机构可以考虑与信息专员（Information Commissioner）展开紧急而不留情面的对话，以确保在生命医学活动中就适用英国《1998年数据保护法》达成一致的解释，从而确立正当而非虚幻的隐私权观念（这一观点也适用于其他国家的数据保护立法）。患者权益组织可以坚持要求实施这样一种问责制形式，它有助于而非有损于患者以理解为基础而明智地给予或是拒绝给予信任，并对当前在监管知情同意的过程中造成功能失调的问责制形式发起挑战。综上所述，无论个人还是机构都可以以类似的更多方式支持和推进英国政府所声称——但几乎从未实现——的"放宽监管"。

200　　　我们非常清楚地意识到在范围更加广泛的机构和实践活动中推行上述变革有赖于许许多多参与者的支持和合作。我们希望本书所提出的观点能够对这样一部分人有所帮助：他们寻求做出改变，他们怀疑知情同意并非良善生命医学实践的基本原则，他们认为当前知情同意的制度要求既无必要也无法实现。我们希望在过去50年间不断推进知情同意制度要求的力量能够在短时间内有所收敛并做出改变。

参考文献

Annas, G. J., Glantz, L. H. and Roche, P. A., 1995, 'Drafting the Genetic Privacy Act: Science, Policy, and Practical Considerations', *Journal of Law and Medical Ethics* 23, 360–6.

Annas, G. and Grodin, M., 1992, *The Nazi Doctors and the Nuremberg Code*, Oxford: Oxford University Press.

Anscombe, Elizabeth, 1957, *Intention*, Oxford: Blackwell.

Austin, J. L., 1962, *How to Do Things With Words*, Oxford: Clarendon Press. 1962, *Collected Philosophical Papers*, Oxford: Clarendon Press.

Baier, Annette, 1986, 'Trust and Anti-Trust', Ethics, 96, 231–60. 1991, 'Trust', *Tanner Lectures on Human Values*, vol. 13, Salt Lake City: University of Utah Press.

Beauchamp, Tom L., and Childress, James F., 1994, *Principles of Biomedical Ethics*, 4th edn, New York: Oxford University Press.

Bennett, Colin J., 1992, *Regulating Privacy: Data Protection and Public Policy in Europe and the United States*, Ithaca, NY: Cornell University Press.

Berg, Paul, and Singer, Maxine, 1992, *Dealing with Genes: The Language of Heredity*, Mill Valley, CA: University Science Books.

Beyleveld, Deryck, and Brownsword, Roger, 2001, *Human Dignity in Bioethics and Biolaw*, Oxford: Oxford University Press.

Blakemore, Colin, 2005, 'Cultivating a thousand flowers', *Journal of the*

Foundation for Science and Technology, 18, 10–11.

Brody, B., 1998, *The Ethics of Biomedical Research: an International Perspective*, New York: Oxford University Press.

Brownsword, Roger, 2004, 'The Cult of Consent: Fixation and Fallacy', *King's College Law Journal*, 15, 223–51.

Buchanan, Allen, 1978, 'Medical Paternalism', *Philosophy and Public Affairs*, 7, 70–390.

Burleigh, Michael, 1994, *Death and Deliverance: 'Euthanasia' in Germany, c.*1900–1945, Cambridge: Cambridge University Press.
1997, *Ethics and Extermination: Reflections on Nazi Genocide*, Cambridge: Cambridge University Press.

Burton, Hilary, 2003, *Addressing Genetics Delivering Health: A Strategy for Advancing the Dissemination and Application of Genetics Knowledge Throughout our Health Professionals*, Cambridge: Public Health Genetics Unit.

Callahan, Daniel, 1996, 'Can the Moral Commons Survive Autonomy?', *Hastings Center Report*, 26, 41–2.

Carey, James, 1990, *Communication as Culture*, New York: Routledge.

Carlson, Robert V., Boyd, Kenneth M., and Webb, David J., 2004, 'The Revision of the Declaration of Helsinki: Past, Present and Future', *British Journal of Clinical Pharmacology*, 57, 695–713.

Christman, John, 1988, 'Constructing the Inner Citadel: Recent Work on the Concept of Autonomy', *Ethics*, 99, 109–24.
ed., 1989, *The Inner Citadel: Essays on Individual Autonomy*, New York: Oxford University Press.

Coady, C. A. J., 1992, *Testimony: A Philosophical Study*, Oxford: Clarendon Press.

Cox, K., 2002, 'Informed Consent and Decision-making: Patients' Experiences of the Process of Recruitment to Phases I and II Anti-cancer Drug Trial', *Patient Education and Counselling*, 46 (1), 31–8.

Crick, Francis, 1958, 'On Protein Synthesis', *Symposium of the Society of Experimental Biology*, 12, 138–63.

1970, 'Central Dogma of Molecular Biology', *Nature*, 227, 561–3.

Dalla-Vorgia, P., Lascaratos, J., Skiadia, P., and Garanis-Papadotos, T., 2001, 'Is Consent in Medicine a Concept Only of Modern Times?', *Journal of Medical Ethics*, 27 (1), 59–61.

Dawson, Angus, 2004, 'What Should We Do About It? Implications of the Empirical Evidence in Relation to Comprehension and Acceptability of Randomisation?', in Holm, S. and Jonas, M., eds., *Engaging the World: The Use of Empirical Research in Bioethics and the Regulation of Biotechnology*, Netherlands: IOS Press, pp. 41–52.

Day, Ronald E., 2000, 'The "Conduit Metaphor" and The Nature and Politics of Information Studies', *Journal of the American Society for Information Science*, 9, 805–11.

Descartes, Rene, 1988, *Rules for the Direction of our Native Intelligence*, in *Selected Philosophical Writings*, ed. and trans. Cottingham, J., Stoothoff, R., and Murdoch, D., Cambridge: Cambridge University Press.

Dretske, Fred, 1981, *Knowledge and the Flow of Information*, Cambridge, MA: MIT Press.

Dworkin, Gerald, 1972, 'Paternalism', *The Monist*, 56, 64–84.

Eckstein, Sue, ed., 2003, *Manual for Research Ethics Committees*, 6th edn, Cambridge: Cambridge University Press.

Elster, Jon, 1989, *The Cement of Society: A Study of Social Order*, Cambridge: Cambridge University Press.

Faden, Ruth R., and Beauchamp, Tom L., 1986, *A History and Theory of Informed Consent*, New York: Oxford University Press.

Fiske, John, 1990, *Introduction to Communication Studies*, 2nd edn, London: Routledge.

Fletcher, George P., 1996, *Basic Concepts of Legal Thought*, Oxford: Oxford University Press.

Fukuyama, Francis, 1995, *Trust: The Social Virtues and the Creation of Prosperity*, New York: Free Press.

Geach, Peter, 1965, 'Assertion', *Philosophical Review*, 74, 4, 449–65.

Godard, Raeburn et al., 2003, 'Genetic Information and Testing in Insurance and Employment: Technical, Social and Ethical Issues', *European Journal of Human Genetics* 11, 123–42.

Gostin, L. O., 1995, 'Genetic privacy', *Journal of Law and Medical Ethics*, 23, 320–30.

Griffiths, Anthony J. F., *et al.*, 2000, *An Introduction to Genetic Analysis*, New York: W. H. Freeman.

Griffiths, P. E., and Gray, R. D., 2004, 'Developmental Systems and Evolutionary Explanation', *Journal of Philosophy*, 91, 277–304.

Hardwig, John, 1985, 'Epistemic Dependence', *Journal of Philosophy*, 82, 335–49.

1991, 'The Role of Trust in Knowledge', *Journal of Philosophy*, 88, 693–708.

Hayes, Brian, 1998, 'The Invention of the Genetic Code', *American Scientist*, 86, 8–14.

Hill, Thomas E., Jnr, 1992, 'The Kantian Conception of Autonomy', in Hill, Thomas E., Jnr, *Dignity and Practical Reason*, Ithaca, NY: Cornell University Press, pp. 76–96.

Holton, Richard, 1994, 'Deciding to Trust, Coming to Believe', *Australasian Journal of Philosophy*, 72, 63−76.

Jones, James H., 1993, *Bad Blood: The Tuskegee Experiment*, New York: Free Press.

Jones, Karen, 1996, 'Trust as an Affective Attitude', *Ethics*, 107, 4−25.

Kant, Immanuel, 1996, *Critique of Practical Reason*, in Kant, Immanuel, *Practical Philosophy*, tr. Gregor, Mary, Cambridge: Cambridge University Press.

Kass, Leonard R., 2002, *Life, Liberty and the Defence of Dignity: The Challenge for Bioethics*, New York: Encounter Books.

Kay, Lily E., 2000, *Who Wrote the Book of Life: A History of the Genetic Code*, Stanford, CA: Stanford University Press.

Kegley, J. A., 2002, 'Genetics Decision-making: a Template for Problems With Informed Consent', *Medical Law* 21(3), 459−71.

Kleinig, John, 1983, *Paternalism*, Manchester: Manchester University Press.

Lakoff, George, and Johnson, Mark, 1980, *Metaphors We Live By*, Chicago: University of Chicago Press.

Laurie, Graeme T., 2002, *Genetic Privacy: A Challenge to Medico-Legal Norms*, Cambridge: Cambridge University Press.

Liddell, Kathleen, and Hall, Alison, 2005, 'Beyond Bristol and Alder Hey: The Future Regulation of Human Tissue', *Medical Law Review* 15, 170−223.

Manson, Neil C., 2006, 'What is Genetic Information and Why is it Significant? A Contextual, Contrastive Approach', *Journal of Applied Philosophy* 23, 1−16.

Maynard Smith, John, 2000, 'The Concept of Information in Biology', *Philosophy of Science*, 67, 177−94.

Mill, John Stuart, 1962, *On Liberty*, London: Fontana.

1989, *On Liberty, and Other Writings*, ed. Collini, Stefan, Cambridge: Cambridge University Press.

Moran, Michael, 2003, *The British Regulatory State: High Modernism and Hyper-innovation*, Oxford: Oxford University Press.

Moreno, Jonathan D., 2000, *Undue Risk: Secret State Experiments on Humans*, London: Routledge.

O'Neill, Onora, 2000, 'Kant and the Social Contract Tradition', in Duchesneau, Franc,ois, Lafrance, Guy, and Piché, Claude, eds., *Kant Actuel: Hommage à Pierre Laberge*, Montreal: Bellarmin, pp. 185–200.

2000, *The Bounds of Justice*, Cambridge: Cambridge University Press.

2002, *Autonomy and Trust in Bioethics*, Cambridge: Cambridge University Press.

2003, 'Autonomy: The Emperor's New Clothes, The Inaugural Address', *Proceedings of the Aristotelian Society*, supp. vol. 77, 1–21.

2004, 'Self-Legislation, Autonomy and the Form of Law', in *Recht, Geschichte, Religion: Die Bedeutung Kants für die Gegenwart*, eds. Nagl-Docekal, Herta, and Langthaler, Rudolf, *Sonderband der Deutschen Zeitschrift für Philosophie*, Berlin: Akademie Verlag, pp. 13–26.

2004, 'Informed Consent and Public Health', *Philosophical Transactions: Biological Sciences*, vol. 359, no. 1447, 1133–6.

2005, 'The Dark Side of Human Rights', *International Affairs*, 81, 427–39.

2006, 'Transparency and the Ethics of Communication', in *Transparency: The Key to Better Governance?*, eds. Heald, David, and

Hood, Christopher, Proceedings of the British Academy 135, Oxford: Oxford University Press, pp. 75–90.

Oyama, Susan, 2000, *The Ontogeny of Information*, 2nd edn, Durham, NC: Duke University Press.

Parent, W. A., 1983, 'Privacy, Morality and the Law', *Philosophy and Public Affairs*, 12, 269–88.

Phillipson, Gavin, 2003, 'Transforming Breach of Confidence? Towards a Common Law Right of Privacy under the Human Rights Act', *Modern Law Review* 66, 726–58.

Phillipson, Gavin and Fenwick, Helen, 2000, 'Breach of confidence as a Privacy Remedy in the Human Rights Act Era', *Modern Law Review*, 63, 660–93.

Power, Michael, 1994, *The Audit Explosion*, London: Demos.
1997, *The Audit Society: Rituals of Verification*, Oxford: Oxford University Press.
2004, *The Risk Management of Everything: Rethinking the Politics of Uncertainty*, London: Demos.

Putnam, Robert, 1995, 'Bowling Alone: America's Declining Social Capital', *The Journal of Democracy*, 6, 65–78.
2000, *Bowling Alone: The Collapse and Revival of American Community*, New York: Simon & Schuster.

Raymont, Vanessa, *et al.*, 2004, 'Prevalence of Mental Incapacity in Medical Inpatients and Associated Risk Factors: Cross Sectional Study', *The Lancet*, 364, 1421–7.

Reddy, Michael, 1979, 'The Conduit Metaphor: A Case of Frame Conflict in our Language about Language', in Ortony, A., ed., *Metaphor and Thought*, Cambridge: Cambridge University Press, pp. 284–324.

Rhodes, Rosamond, Batting, Margaret P., and Silvers, Anita, eds., 2002, *Medicine and Social Justice: Essays on the Distribution of Health Care*, New York: Oxford University Press.

Rothstein, Mark A., 2005, 'Genetic Exceptionalism and Legislative Pragmatism', *Hastings Center Report*, 35, 4, 2−8.

Sankar, Pamela, 2003, 'Genetic Determinism Provides the Foundation of Arguments Supporting Genetic Exceptionalism', *Annual Review of Medicine* 54, 393−407.

Sarkar, Sahotra, 1996, 'Biological Information: A Sceptical Look at Some Central Dogmas of Molecular Biology', in Sarkar, Sahotra, ed., *The Philosophy and History of Molecular Biology: New Perspectives*, Dordrecht: Kluwer, pp. 187−232.

Schneider, Carl E., 1998, *The Practice of Autonomy*, New York: Oxford University Press.

Searle, John, 1969, *Speech Acts: An Essay in Philosophy of Language*, Cambridge: Cambridge University Press.

Sugarman, Jeremy, et al., 1999, 'Empirical Research on Informed Consent: An Annotated Bibliography', *Hastings Center Report*, Special Supplement, January-February, 1−42.

Thompson, Mark, 1990, 'Breach of Confidence and Privacy', in Clarke, Linda, ed., *Confidentiality and the Law*, London: Lloyds of London, pp. 65−79.

Wacks, Raymond, 1993, *Personal Information: Privacy and the Law*, Oxford: Clarendon Press.

Warlow, Charles, 2005, 'Over-regulation of Clinical Research: a Threat to Public Health', *Clinical medicine*, 5, 1, 33−8.

Warren, Samuel D., and Brandeis, Louis D., 1890, 'The Right to

Privacy', *Harvard Law Review*, 4, 193-220.

Weinreb, Lloyd L., 2000, 'The Right to Privacy', in Frankel Paul, Ellen, Miller, Fred D., Jnr., and Paul, Jeffrey, eds., *The Right to Privacy*, Cambridge: Cambridge University Press.

Welbourne, Michael, 2001, *Knowledge*, Chesham: Acumen.

Westin, Alan, 1967, *Privacy and Freedom*, New York: Atheneum.

Weston, J., Hannah, M., and Downes, J., 1997, 'Evaluating the benefits of a patient information video during the informed consent process', *Patient Education and Counselling*, 30 (3), 239-45.

Wilkinson, T. M., 2001, 'Research, Informed Consent, and the Limits of Disclosure', *Bioethics*, 15, 4, 341-63.

Williams, Bernard, 1985, *Ethics and the Limits of Philosophy*, London: Fontana.

Willis, Rebecca, and Wilsdon, James, 2004, *See-through Science: Why Public Engagement Needs to Move Upstream*, London: Demos.

Wolpe, P., 1998, 'The Triumph of Autonomy in American Bioethics', in Devries, R., and Subedi, J., eds., *Bioethics and Society: Constructing the Ethical Enterprise*, Englewood Cliffs, NJ: Prentice Hall, pp. 38-59.

组织机构及其文献

Council of Europe　欧盟理事会

European Convention on Human Rights and Fundamental Freedoms
　　(1950)　《欧洲保障人权与基本自由公约》

http://www.pfc.org.uk/legal/echrtext.htm

Council of Europe　欧盟理事会

European Convention for the Protection of Human Rights and Dignity
　　of the Human Being with regard to the Application of Biology and
　　Medicine: Convention on Human Rights and Biomedicine (1996)　《欧
　　洲有关生物学与医学应用中保护人权与人类尊严公约：人权与生命
　　医学公约》

http://conventions.coe.int/treaty/en/Reports/Html/164.htm

European Parliament　欧洲议会

Directive 95/46/EC On the protection of individuals with regard to the
　　processing of personal data and on the free movement of such data
　　(1995)　《欧洲议会和欧盟理事会关于个人数据处理和个人数据自由
　　流通过程中对于个人数据进行保护的指令》

http://europa.eu.int/comm/justice_home/doc_centre/privacy/law/index_
　　en.htm

MORI, for the British Medical Association 摩利公司, 英国医学会 'Public Still Regards Doctors As The Most Trustworthy Group' (2000) 《公众仍将医生视为最值得信任的群体》
http://www.mori.com/polls/2000/bma2000.shtml

MORI and UK Human Genetics Commission 摩利公司与英国人类遗传学委员会
Public Attitudes to Human Genetic Information 《公众对于人类遗传信息态度的调查报告》
http://www.hgc.gov.uk/UploadDocs/DocPub/Document/morigeneticattitudes. pdf

The Bristol Royal Infirmary Inquiry 布里斯托尔皇家医院调查小组
Report (2001) 《布里斯托尔皇家医院调查报告》(2001 年)
http://www.bristol-inquiry.org.uk

The Royal Liverpool Children's Inquiry 利物浦皇家儿童医院调查小组
Report (The Redfern Report) (2001) 《利物浦皇家儿童医院调查报告》(2001 年)
http://www.rlcinquiry.org.uk/contents.htm

The Shipman Inquiry 希普曼事件调查小组
Reports (2002-5) 《希普曼事件调查报告》(2002—2005 年)
http://www.the-shipman-inquiry.org.uk/reports.asp

Transparency International 透明国际
http://www.transparency.org/

UK Better Regulation Commission　英国优化规制委员会
http://www.brc.gov.uk/

UK Committee on Standards in Public Life　英国公共生活标准委员会
http://www.public-standards.gov.uk/

UK Data Protection Act 1998　英国《1998年数据保护法》
http://www.hmso.gov.uk/acts/acts1998/19980029.htm

UK Data Protection Act 1998: *Legal Guidance*　英国《1998年数据保
　　护法：法律指南》
www.ico.gov.uk/documentUploads/Data%20Protection%20Act%20
　　1998%20Legal%20Guidance.pdf

UK Department of Health　英国卫生部
Section 60 of the Health and Social Care Act 2001: Consultation on
　　Proposals to Revise Regulations　英国《2001年健康和社会护理法
　　第60条修订意见咨询报告》
http://www.dh.gov.uk/assetRoot/04/07/14/32/04071432.pdf

UK Department of Health　英国卫生部
Confidentiality: NHS Code of Practice (2003)　《英国国民医疗服务体
　　系私密保护实施守则》
http://www.dh.gov.uk/assetRoot/04/06/92/54/04069254.pdf

UK Health and Social Care Act 2001　英国《2001年健康和社会护理法》
http://www.opsi.gov.uk/ACTS/acts2001/20010015.htm

UK Human Genetics Commission　英国人类遗传学委员会

Report to the Human Genetics Commission on Public Attitudes to the Uses of Human Genetic Information (2000)　《人类遗传学委员会有关公众对于人类遗传信息使用态度的报告》（2000 年）

http://www.hgc.gov.uk/UploadDocs/DocPub/Document/public_attitudes.pdf

UK Human Tissues Act 2004　英国《2004 年人体组织法》

http://www.opsi.gov.uk/acts/acts2004/20040030.htm

UK Parliamentary Office of Science and Technology　英国议会科学与技术事务办公室

The 'Great GM Food Debate': A Survey of Media Coverage in the First Half of 1999 (2000)　《转基因食物大辩论：1999 年上半年媒体报道的调查报告》（2000 年）

www.parliament.uk/post/report138.pdf

UK Patient Information Advisory Group (PIAG)　英国患者信息咨询小组

Your Health Records: Safeguarding Confidential Information　《你的健康记录：守护私密信息》

http://www.advisorybodies.doh.gov.uk/piag/HealthRecords.pdf

UK Public Health Genetics Unit　英国公共卫生遗传学组

Addressing Genetics Delivering Health: A Strategy for Advancing the Dissemination and Application of Genetics Knowledge Throughout our Health Professions (2003)　《以基因促健康：促进医务人员传播与应用遗传学知识策略研究》（2003 年）

http://www.phgu.org.uk/pages/work/education/addressing.htm

US Counsel for War Crimes 美国战争罪行法律顾问委员会
'The Nuremberg Code' (1949) 《纽伦堡守则（1949年）》
Trials of War Criminals before the Nuremberg Military Tribunals under Control Council Law no. 10, vol. 2, pp. 181-2 《纽伦堡国际军事法庭根据〈盟国管制委员会法〉对于战争罪行的审判》，第2卷，第10号，第181—182页
http://www.ushmm.org/research/doctors/Nuremberg_Code.htm

US Department of Energy 美国能源部
Draft Genetic Privacy Act and Commentary (1995) 《遗传隐私法及其评注》（1995年）
http://www.ornl.gov/sci/techresources/Human_Genome/resource/privacy/privacy1.htm

US Department of Health, Education, and Welfare 美国健康、教育和福利部
The Belmont Report: Ethical Principles and Guidelines for the Protection of Human Subjects of Research (1979) 《贝尔蒙特报告：保护参与研究的人类主体的伦理原则与准则》（1979年）
http://ohsr.od.nih.gov/guidelines/belmont.html

US Genetics and Public Policy Center 美国遗传学与公共政策中心
Reproductive Genetic Testing: What America Thinks (2004) 《生殖基因检测：美国的想法》（2004年）
http://www.dnapolicy.org/tools-content/pdfs/6/66756.pdf

US National Conference of State Legislatures　美国州立法机构全国会议
State Genetic Privacy Laws (2005)　《美国各州的遗传隐私立法》(2005 年)
http://www.ncsl.org/programs/health/genetics/prt.htm

US National Institutes of Health　美国国立卫生研究院
Privacy and Discrimination Federal Legislation Archive　《美国有关隐
　私和歧视的联邦立法档案》
http://www.genome.gov/11510239

World Medical Association　世界医学会
Declaration of Helsinki　赫尔辛基宣言
*Declaration of Ethical Principles for Medical Research Involving Human
　Subjects* (2004)　《涉及人类受试者的医学研究伦理原则宣言》
　(2004 年)
http://www.wma.net/e/policy/b3.htm

上述文献中网址的最后查验时间是 2006 年 3 月 29 日

索　引

图书在版编目（CIP）数据

重新思考生命伦理中的知情同意 /（英）尼尔·曼森
（Neil C. Manson），（英）奥诺拉·奥尼尔（Onora
O'Neill）著；胡位钧译 . —北京：商务印书馆，2023
（生命伦理与法律译丛）
ISBN 978-7-100-23074-2

Ⅰ.①重… Ⅱ.①尼…②奥…③胡… Ⅲ.①医学伦
理学—研究 Ⅳ.① R-052

中国国家版本馆 CIP 数据核字（2023）第 182612 号

生命伦理与法律译丛
重新思考生命伦理中的知情同意
〔英〕 尼尔·曼森　　　　　著
　　　　奥诺拉·奥尼尔
　　　　胡位钧　译

商 务 印 书 馆 出 版
（北京王府井大街36号 邮政编码100710）
商 务 印 书 馆 发 行
北京中科印刷有限公司印刷
ISBN 978 - 7 - 100 - 23074 - 2

2023 年 12 月第 1 版　　　开本 880×1230　1/32
2023 年 12 月北京第 1 次印刷　印张 10

定价：65.00 元